Reihe Medienwissenschaft
Band 8

Medizin im Spielfilm der fünfziger Jahre

Udo Benzenhöfer (Hrsg.)

Centaurus Verlag & Media UG 1993

Umschlagabbildung: Dieter Borsche als Dr. Holl in dem gleichnamigen Spielfilm von 1951.

Der Herausgeber, *PD Dr. med. Dr. phil. Udo Benzenhöfer,* ist als Wissenschaftlicher Assistent an der Medizinischen Hochschule Hannover in der Abteilung Geschichte der Medizin tätig und hat unter anderem 1990 zusammen mit W. U. Eckart das Buch »Medizin im Spielfilm des Nationalsozialismus« herausgegeben.

Die Deutsche Bibliothek – CIP-Einheitsaufnahme

Medizin im Spielfilm der fünfziger Jahre / Udo Benzenhöfer
(Hrsg.). – Pfaffenweiler : Centaurus-Verl.-Ges., 1993
  (Reihe Medienwissenschaft ; Bd. 8)
  ISBN 978-3-89085-903-3   ISBN 978-3-86226-436-0 (eBook)
  DOI 10.1007/978-3-86226-436-0
NE: Benzenhöfer, Udo [Hrsg.]; GT

ISSN 0177-2775

Satz: Vorlage des Herausgebers

Inhalt

Medizin im deutschen Spielfilm zwischen 1946 und 1959

(Udo Benzenhöfer)

1. Vorüberlegung

Die gängige Bezeichnung für Filme, die im Medizin-Milieu spielen, ist sicherlich Arztfilm. Dieser Begriff hebt jedoch nur einen - wenn auch prominenten - Aspekt eines Genres hervor, das als Medizinfilm zu bestimmen wäre. Um Verwechslungen mit wissenschaftlichen Filmen bzw. Lehrfilmen zu vermeiden, könnte man auch von Medizinspielfilmen oder Spielfilmen medizinischen Inhalts sprechen. Ist der Kontext wie im folgenden klar, so reicht die Kurzbezeichnung Medizinfilm wohl aus. Ein Medizinfilm ließe sich (zugegebenermaßen etwas scholastisch) als ein Film definieren, in dem ein Arzt, eine Krankenschwester oder ein Patient im Vordergrund der Handlung steht. Denkbar ist auch, daß mehrere Patienten mit derselben Krankheit (Krankheitsfilm) gezeigt werden. Vollständig versammelt sind die Elemente eines Medizinfilmes, wenn mehrere Ärzte und mehrere Schwestern auf mehrere Patienten mit verschiedenen Krankheiten treffen, mit einem Wort: in einem Krankenhausfilm. Doch nicht nur diese Figuren, Motive und Orte stiften bei aller Verschiedenheit der jeweiligen Gestaltung eine Einheit im Sinne eines Genres. Auch thematische Konventionen und Topoi (um nicht zu sagen Klischees) wie die vom guten Arzt, von der treusorgenden Krankenschwester, vom unheilbar kranken Patienten, von der dramatischen Operation, vom intrigendurchsponnenen Krankenhaus und von der erwachenden Liebe zwischen Arzt und Patientin oder Arzt und Krankenschwester konstituieren eine solche Einheit.[1] Um diese formalen Überlegungen für die Filmanalyse fruchtbar zu machen, muß jedoch notwendig die historische Komponente ins Spiel gebracht werden. Die Binnenstruktur des Genres verändert sich natürlich. Sie ist nicht nur von der Entwicklung der Medizin als Wissenschaft und von der Entwicklung der Filmästhetik, sondern auch von real-, gesellschafts- und sozialgeschichtlichen Faktoren abhängig. Zu fragen ist daher etwa, welche Arzttypen, welche

---

[1] Auf die Problematik der Genrediskussion kann hier nicht näher eingegangen werden. Als Definition im Sinne der vorliegenden Studie sei verwiesen auf Werner Faulstich: Die Filminterpretation. Göttingen 1988, S. 78, der Genre folgendermaßen bestimmt: "Im allgemeinen versteht man darunter ein System kultureller Konventionen. Das können Konventionen in der Thematik sein, in den Motiven, den Symbolen, in Handlungsschemata oder auch in Bedeutungen".

Subspezialitäten, welche Krankheiten oder welche Problemkonstellationen zu welcher Zeit im medizinischen Spielfilm favorisiert wurden.

2. Deutschland und der deutsche Film nach 1945

Vor einer Würdigung der Medizinfilme zwischen 1946 und 1959 sei im folgenden ein kurzer Überblick über die allgemeine Situation und über die besondere Lage des Filmwesens im Nachkriegsdeutschland eingeschaltet.[2] Die Kapitulation vom 8. Mai 1945 besiegelte die militärische Niederlage Deutschlands. Die Zerschlagung des Hitler-Regimes und seiner Militärmacht durch die Alliierten fand auf deutschem Territorium statt und bewirkte den weitgehenden Zusammenbruch der Infrastruktur des Landes wie der materiellen Lebensgrundlagen des Volkes. Die Befreiung der Deutschen von einem Herrschaftssystem, das zur Bedrohung für die gesamte Zivilisation geworden war, führte über den Zusammenbruch, der "von der Mehrheit des Volkes als Trauma und Katastrophe erfahren wurde".[3] Das psychologische Koordinatensystem, das den Alltag unter nationalsozialistischer Herrschaft bestimmt hatte, ging von einem Tag auf den anderen verloren: "Die Deutschen waren frei - aber sie waren auch allen inneren und äußeren Halts beraubt".[4] Die kollektive Anklage, der sich das deutsche Volk nach seiner Niederlage gegenüber sah, förderte jedoch nicht die Neigung zur Auseinandersetzung mit der Vergangenheit. Sie vertiefte die Verlusterfahrung, ohne über das Verlorene aufzuklären - und sie erleichterte es vielen, "die im Dritten Reich eingeübte Technik der Verdrängung zu perpetuieren".[5] Die materielle Notlage der ersten Nachkriegsjahre mit ihren deprimierenden Auswirkungen auf das Selbstwertgefühl vieler Deutscher verstärkte das aus dem "Zusammenbruch" erwachsene Kollektivsyndrom aus Apathie, Verdrängung und Sehnsucht nach Harmonie. Dieses Syndrom wurde zu einem Wesensmerkmal der Nachkriegskultur und ganz besonders der in den späten 40er und frühen 50er Jahren produzierten westdeutschen Filme.

---

[2]Die folgenden Ausführungen, wenn nicht anders ausgewiesen, nach Klaus Kreimeier: Die Ökonomie der Gefühle. Aspekte des westdeutschen Nachkriegsfilms. In: Deutsches Filmmuseum Frankfurt/Main zwischen Gestern und Morgen. Westdeutscher Nachkriegsfilm 1946-1962, Frankfurt/Main 1989, S. 8-28.
[3]Kreimeier, wie Anm. 2, S. 8.
[4]Kreimeier, wie Anm. 2, S. 8.
[5]Kreimeier, wie Anm. 2, S. 8.

Vor der Behandlung des westdeutschen Nachkriegsfilms muß eine kurze Bemerkung zur alliierten Filmpolitik in Westdeutschland eingefügt werden. Diese Filmpolitik war durchaus ambivalent: Zum einen sollte aufgeklärt und umerzogen werden, zum anderen sollte jedoch auch ganz einfach Gewinn gemacht werden. Seit Beginn der Besatzungszeit überschwemmte daher eine Flut zweit- und drittklassiger amerikanischer Western, Gangsterfilme und Komödien die Leinwände in den deutschen Kinos, die relativ rasch wieder hergestellt wurden. Diese Filme befriedigten die Unterhaltungsbedürfnisse der Westdeutschen viel nachhaltiger als die wenigen deutschen "Trümmerfilme" der Lizenzzeit zwischen 1946 und 1949. Rasch zeigte sich auch, daß die alliierte Lizenzpolitik, die ehemaligen Mitgliedern der NSDAP und anderer NS-Organisationen den Zugang zur Filmwirtschaft versperren sollte, in der Praxis nicht durchführbar war, da nahezu alle Filmschaffenden mehr oder minder aktive Mitglieder der NSDAP gewesen waren. So erhielten relativ rasch wieder diejenigen im Film das Sagen, die "es schon immer verstanden hatten, auch mit ihren politischen Bedenken, mit ihren Empfindungen, mit ihrer Moral ökonomisch umzugehen".[6] Hans Peter Kochenrath schrieb 1975 sogar: "Die personale Verflechtung zwischen den Schöpfern des NS-Films und des westdeutschen Nachkriegsfilms ist so stark, daß man ohne Übertreibung von einer kontinuierlichen Fortführung des Films im Dritten Reich in Westdeutschland sprechen kann".[7]

Der realpolitische Gang der Dinge - die besetzten Zonen entwickelten sich in der Dynamik der West-Ost-Konfrontation rasch auseinander, wobei sich die Westdeutschen über kurz oder lang am amerikanischen Vorbild orientierten[8] - hatte überdies Ansätze zu einer Auseinandersetzung mit der Vergangenheit, wie sie etwa in Helmuth Käutners "In jenen Tagen" (1947) oder Harald Brauns "Zwischen Gestern und Morgen" (1947) enthalten waren, überholt. Die Alliierten sahen nun in den Westdeutschen die zukünftigen Verbündeten gegen die Sowjetunion und ihre Satellitenstaaten. Nach der sowjetischen Blockade Berlins (24.6.1948 bis 12.5.1949) und der Versorgung der Westberliner Bevölkerung durch die amerikanische Luftbrücke war die alte Reichshauptstadt von einem auf den anderen Tag von einem "Symbol des Preußentums und der Hitlerherrschaft zu einem Symbol der Freiheit" (Alfred Grosser) geworden.[9] Zusammen mit dem Wirtschaftsaufschwung (mitinitiiert durch den Marshall-Plan vom Juli 1947, bekräftigt durch die

---

[6]Kreimeier, wie Anm. 2, S. 12.

[7]Zitiert nach Kreimeier, wie Anm. 2, S. 13.

[8]Vgl. zur allgemeinen Entwicklung in Westdeutschland hier wie im folgenden Rudolf Morsey: Die Bundesrepublik Deutschland. Entstehung und Entwicklung bis 1969. 2. Auflage 1990 (Oldenbourg Grundriß der Geschichte 19).

[9]Vgl. Kreimeier, wie Anm. 2, S. 14.

Währungsreform vom 21.6.1948, dann seit Anfang der 50er Jahre unter dem Begriff "Soziale Marktwirtschaft" auch begrifflich fixiert) in den Westzonen war diese pragmatische Integration in die westliche Politik der psychologische Hebel, an dem sich Westdeutschland - die Bundesrepublik Deutschland, wie das Gebilde seit der Verkündung des Grundgesetzes am 23.5.1949 hieß - wieder aufrichtete.

In diesem Milieu entwickelte sich auch die Rekonstruktion der westdeutschen Filmindustrie. Die Filmproduktion nahm dabei nach 1946 rasch zu:[10] 1946 wurde ein Film, 1947 dann 9, 1948 schon 22 Filme gedreht. Die Zahlen stiegen weiter - 1949: 59, 1950: 70, 1951: 56, 1952: 76, 1953: 84, 1954: 84 - bis 1955 mit 110 erst einmal ein Plateau erreicht wurde. 1956 waren es 109, 1957: 107, 1958: 115 und 1959: 106 Filme. Von 1946 bis 1959 wurden insgesamt 1008 westdeutsche Spielfilme (einschließlich der Koproduktionen mit ausländischen Produzenten) fertiggestellt.

Auch die Zahl der Filmbesucher wuchs kontinuierlich von 1946 (300 Millionen) bis 1956 (817 Millionen).[11] Durch die Konkurrenz des neuen Massenmediums Fernsehen nahm sie dann jedoch bis 1960 auf 604 Millionen ab, um schließlich noch weiter zurückzugehen (1967: 215 Millionen).

Die Bedeutung des Filmwesens liegt jedoch nicht so sehr in der resultierenden ökonomischen Dynamik. Da die wirtschaftliche und politische Rehabilitation Westdeutschlands das "objektiv vorhandene Sinndefizit" (Kreimeier) der Bürger nicht vollständig kompensieren konnte, war der Film das ideale Mittel, das Bedürfnis nach Sinn- und Heilssuche zu befriedigen. Dies wirkte sich natürlich - viele Filme sind Reaktionen auf antizipierte Zuschauerinteressen - auch auf die Thematik und die Gestaltung der Filme aus. Eine Linie führt vom religiösen Film der späten 40er und frühen 50er Jahre (Prototyp: Nachtwache, 1949) zur Gattung des Problemfilms. Beide suchten und schufen: Sinn. Sinn und Heil waren auch das Thema der sogenannten Heimatfilme: In vielen der mehr als 300 zwischen 1947 und 1960 produzierten Heimatfilme[12] wurde das, was Millionen verloren hatten, Heimat, beschwörend aufgerufen. Filme, die "große Menschen" thematisierten, wie "Sauerbruch - das war mein Leben" (1954) oder "Stresemann" (1956), suchten daneben neue "alte"

---

[10]Vgl. Johannes Hauser: Neuaufbau der westdeutschen Filmwirtschaft 1945-1955 und der Einfluß der US-amerikanischen Filmpolitik. Pfaffenweiler 1989, S. 678. Die Angaben beziehen sich auf Westdeutschland bzw. auf auf das Gebiet der BRD einschließlich Westberlins. DEFA-Filme sind nicht erfaßt.

[11]Vgl. Hauser, wie Anm. 10, S. 376.

[12]Vgl. Kreimeier, wie Anm. 2, S. 23.

Vorbilder zu schaffen.[13] In diesem Kontext der Sinnstiftung sind auch viele Medizinfilme der fünfziger Jahre angesiedelt, in denen der Arzt das Bedürfnis nach Heil und Heilung verkörperte.

Im Ostdeutschland verlief die Entwicklung im Hinblick auf die Filmwirtschaft anders.[14] Während die Filmpolitik der westlichen Besatzungsmächte anfangs durch restriktive Maßnahmen geprägt war, verfolgten die sowjetische Militäradministration und die neu geschaffenen deutschen Verwaltungseinrichtungen in der SBZ schon früh die Politik der Errichtung einer zentralgelenkten sozialistischen Planwirtschaft, was im Bereich der Filmwirtschaft zur Lizensierung der DEFA führte, die auf Teilen des ehemals reichseigenen Filmmonopolkonzerns UFI aufbauen konnte. Auf die inhaltliche Ausrichtung der DEFA-Filme wird im Kapitel über die Medizinfilme in der SBZ bzw. der DDR noch einzugehen sein.

4. Aspekte des westdeutschen Medizinfilms der Nachkriegszeit

Die folgende unvorgreifliche Analyse kann nur einige Aspekte des Medizinfilms zwischen 1946 und 1959 herausarbeiten. Die rein quantitative Betrachtung zeigt, daß Medizinfilme nach der eingangs angeführten Definition in der Zeit zwischen 1946 und 1959 in Deutschland nicht wesentlich häufiger vorkamen als in der Zeit zwischen 1933 und 1945: Waren zwischen 1933 und 1945 von 1094 Filmen 60 deutsche Filme als Medizinfilme im weitesten Sinne zu bezeichnen, wurden zwischen 1946 und 1959 von 1008 Filmen 65 als Medizinspielfilme identifiziert. In beiden Epochen nahmen die Medizinspielfilme ca. 6% des Gesamtaufkommens ein.[15]

---

[13]Diese Filme standen dabei direkt in der Tradition von Heroenfilmen des Nationalsozialismus wie etwa Bismarck (R: Wolfgang Liebeneiner, 1940), Robert Koch (R: Hans Steinhoff 1939) oder Andreas Schlüter (R: Herbert Maisch, 1942).
[14]Das folgende nach Hauser, wie Anm. 10.
[15]Eine filmsoziologische Analyse (vgl. Martin Osterland: Gesellschaftsbilder in Filmen. Eine soziologische Untersuchung des Filmangebots der Jahre 1949-1964. Stuttgart 1970) bestätigt in etwa die Dimension des Vorkommens von Medizinfilmen auch für den internationalen Bereich. Osterland untersuchte 2.261 Filme internationaler Herkunft aus den Jahren 1949-1964. Von 3.286 Hauptfiguren bestimmte er die Berufe. Dabei fand er 6,5% Naturwissenschaftler (Ärzte, Ingenieure usw.). Rechnet man einige Nichtärzte dieser Gruppe ab und zählt einige Krankenschwestern, die sich unter den 3,3% gefundenen kleinen Angestellten verbergen, hinzu, wird man nach Maßgabe der Hauptfiguren auch hier auf einen Anteil von ca. 5% der Medizinfilme am Gesamtangebot kommen.

In die folgende Analyse sind nur die 58 westdeutschen Filme aus der Filmographie einbezogen, die sieben erfaßten DEFA-Filme sollen anschließend gesondert betrachtet werden. Um eine bessere Einordnung zu ermöglichen, wurde die von M. Triebs und R. Heiming zusammengestellte Filmographie zum deutschen Spielfilm medizinischen Inhalts zwischen 1933 und 1945 ausgewertet, in der 60 Filme enthalten sind.[16] Aufgrund der vorliegenden knappen Informationen konnte die Analyse für beide Zeitabschnitte nicht in der gewünschten Eindringlichkeit durchgeführt werden. Trends und Tendenzen lassen sich jedoch sehr wohl ablesen.

Der deutsche Spielfilm der Nachkriegszeit soll im allgemeinen von ernster Grundstimmung gewesen sein. Dies bestätigt sich bei einer Analyse der 58 westdeutschen Medizinfilme: Es fanden sich nur fünf ausgesprochene Lustspiele.[17] Vor 1945 waren von den 60 erfaßten Medizinfilmen jedoch auch nur acht Kömodien, Lustspiele oder Filme mit betont heiterem Einschlag gewesen.[18] Der Medizinfilm war also nicht erst nach 1945 eine eher ernste Gattung, die Grundausrichtung war durch die thematischen Konventionen des Genres bestimmt und weniger zeitabhängig.

Fragt man, welchen Subdisziplinen die handlungstragenden Ärzte[19] im westdeutschen Spielfilm der Nachkriegszeit zuzuordnen sind, so fällt sofort ein Phänomen in die Augen: die Dominanz der Frauenärzte. Von den 58 Filmen waren schon auf den ersten Blick zehn als Frauenarzt-Filme auszumachen.[20] Weshalb der Frauenarzt im Nachkriegsfilm eine derartig beherrschende Rolle spielte, darauf wird noch gesondert einzugehen sein. Doch sind die "Gynäkologie"-Filme mit den Frauenarzt-

---

[16]Vgl. Michaela Triebs und Ralf Heiming: Filmographie zum deutschen Spielfilm medizinischen Inhalts von 1933 bis 1945. In: Udo Benzenhöfer und Wolfgang U. Eckart (Hrsg.): Medizin im Spielfilm des Nationalsozialismus (Hannoversche Abhandlungen zur Geschichte der Medizin und der Naturwissenschaften 1). Tecklenburg 1990, S. 83-109.

[17]Dieser Mann gehört mir, 1950; Der eingebildete Kranke, 1952; Du bist die Richtige, 1954; Zwei Herzen voller Seligkeit, 1957; Der Bauerndoktor von Bayrischzell, 1957. Frauenarzt Dr. Prätorius, 1950 ist nicht als ausgesprochenes Lustspiel zu werten.

[18]Madame wünscht keine Kinder, 1933; Der Herr ohne Wohnung, 1934; Die Fahrt in die Jugend, 1935; Es waren zwei Junggesellen, 1936; Die un-erhörte Frau, 1936; Die unentschuldigte Stunde, 1937; Der Lachdoktor, 1937; Ein hoffnungsloser Fall, 1939.

[19]Für die folgende Zusammenstellung wurde nur der im Vordergrund stehende Arzttyp gewertet.

[20]Frauenarzt Dr. Prätorius, 1950; Eva und der Frauenarzt, 1951; Haus des Lebens, 1952; Ich warte auf dich (Barbara), 1952; Tödliche Liebe, 1952; Roman eines Frauenarztes, 1954; Frucht ohne Liebe, 1956; Frauenarzt Dr. Bertram, 1957; Worüber man nicht spricht, 1958; Aus dem Tagebuch eines Frauenarztes, 1959.

Filmen noch nicht erschöpft. Es sind auf jeden Fall noch zwei "Aufklärungs"-Filme hinzuzurechnen, die künstliche Befruchtung (Frucht ohne Liebe, 1956) und sexuelle Aufklärung (Worüber man nicht spricht, 1958) thematisierten.[21] Diesen zwölf "Gynäkologie"-Filmen steht in der Zeit zwischen 1933 und 1945 nur ein Film gegenüber, der (von den Nazis 1936 verbotene) Aufklärungsfilm "Wege zur guten Ehe" aus dem Jahre 1933.

Betrachtet man die Gynäkologie-Filme genauer, so erkennt man leicht, daß die bestimmenden Themenkreise nicht so sehr Schwangerschaft oder Mutterschaft waren, sondern daß - nach den vorliegenden Informationen immer gekoppelt - unerwünschte Schwangerschaft und Abtreibung die zentralen Problemfelder waren. Mindestens in acht Gynäkologie-Filmen kamen sie vor.[22] Doch nicht nur in Frauenarzt-Filmen spielen ungewollte Schwangerschaft und Abtreibungswunsch eine Rolle. Diese Themen wurden auch als Versatzstücke in andere Medizinfilme eingebaut. "Liebe ohne Illusion" (1955) handelt von einer "Nacht mit Folgen". "Ein Herz spielt falsch" (1956) ist die Geschichte der Bekehrung eines Glücksritters durch die Liebe zu einer todkranken Frau (der er sich anfangs nur deshalb genähert hatte, um ihr Geld zu erben). Die Leichtlebigkeit des Glücksritters wird dadurch besonders betont, daß er eine junge Modistin schwängert. Er spricht bei einem Medizinprofessor vor und bittet ihn, eine Abtreibung vorzunehmen, was dieser ablehnt. Als die Modistin von seinem Verhältnis zu der Todkranken erfährt, begeht sie einen Selbstmordversuch. Sie wird in der Klinik des Medizinprofessors gerettet. Das Kind ist allerdings tot (Sepsis). Das eine Problem ist damit (in der Perspektive der Ethik dieses Films) gelöst, das andere wird dadurch gelöst, daß der Chef der Modistin ihr die Ehe anbietet.

Grundsätzlich wurde in den "Gynäkologie"-Filmen die Abtreibung mehr oder weniger direkt als unmoralisch charakterisiert. Dies wird besonders deutlich in einer Szene aus "Frauenarzt Dr. Bertram" (1957), die hier exemplarisch dargestellt werden soll.[23]

---

[21]Als Aufklärungsfilme waren auch zwei schon in der Frauenarzt-Liste erfaßte Filme zum Thema Geschlechtskrankheit konzipiert (Eva und der Frauenarzt 1951; Tödliche Liebe 1953), wobei nur die genaue Analyse erweisen könnte, inwiefern die Aufklärungsintention in diesen Filmen nur aufgesetzt war, um unausgesprochene Publikumsbedürfnisse zu befriedigen.

[22]Frauenarzt Dr. Prätorius, 1950; Ich warte auf dich (Barbara), 1952; Roman eines Frauenarztes, 1954; Alle Sünden dieser Erde, 1957; Frauenarzt Dr. Bertram, 1957; Worüber man nicht spricht, 1958.

[23]Vgl. zu "Frauenarzt Dr. Bertram" auch den Beitrag von S. Schleiermacher in diesem Band.

Die junge Hilde verliebt sich in den Kriegsheimkehrer Dr. Bertram, einen älteren Frauenarzt. Sie bittet ihn, ein Kind, das sie von einem leichtlebigen jungen Mann erwartet, abzutreiben. Dieser lehnt jedoch einen Eingriff aus moralischen Gründen ab. Hilde begibt sich daraufhin zu einer Kurpfuscherin. Der Eingriff mißlingt, Hilde gerät in Lebensgefahr. Die nötige Operation führt Dr. Bertram selbst durch. Nach der schwierigen Operation, bei der auch "die Fähigkeit, Kinder zu bekommen", erhalten werden kann, verläßt Dr. Bertram den OP. Im Vorraum unterhält er sich mit seinem Assistenten Dr. Warsitz. Dr. Bertram: "Ich hoffe, es ist gelungen, dank ihrer Mitarbeit, Dr. Warsitz". Dr. Warsitz: "Wenn uns Ärzten nicht durch das Gesetz die Hände gebunden wären, dann würden diese armen Mädels auch nicht zu den Kurpfuscherinnen laufen, die nicht nur das Kind töten, sondern auch das Leben der Mutter in Gefahr bringen". Dr. Bertram entgegnet: "Sie meinen, wir Ärzte müßten das Recht haben über Tod und Leben zu entscheiden"? Warsitz darauf: "Unbedingt! Ich bin fest davon überzeugt, daß dadurch sehr viel Elend verhindert werden könnte". Bertram: "Aber wir haben doch einen Eid geleistet, das Leben zu schützen, auch das werdende". Warsitz: "Ja, das verlangt der Staat von uns. Aber wir als Ärzte sollten uns". Bertram unterbricht: "Lieber Dr. Warsitz, als ich so jung war wie sie, war ich auch ein Rebell. Später habe ich aber erkannt, daß das von Menschen geschaffene Gesetz sich mit einem höheren deckt. Nur Gott allein hat das Recht, über Tod und Leben zu entscheiden".

Diese explizite Ablehnung der Abtreibung spiegelt sich auch in der Fabel des Films: Das "höhere" Gesetz, so suggeriert der Film, sorgt dafür, daß die "Frucht der Sünde" umkommt, daß allerdings durch die erhaltene Gebärfähigkeit die Zukunft Hildes nicht zerstört ist. Dieses "höhere" Gesetz verhindert laut Filmdramaturgie auch den drohenden Inzest, denn Hilde ist die Tochter Dr. Bertrams, wie sich herausstellt. Eine besondere Leistung der Trivialdramaturgie sei noch hervorgehoben: Hilde erhält schließlich den Assistenzarzt Dr. Warsitz zum Mann. Seine Bekehrung durch den väterlichen Chefarzt erlaubt die "Übernahme" der Tochter.

Die Frauenarzt-Filme sind - so könnte man zusammenfassend sagen - außerordentlich interessante Kulturzeugnisse. Zum einen wird mit ihnen auf das Sensationsbedürfnis des Publikums abgezielt, (die Titel versprechen immer mehr, als die Filme halten). Zum anderen wird jedoch durch die "moralische" Gestaltung der Filme dieses Versprechen korrigiert und die Ideologie der braven Bürgerlichkeit restituiert.

9

Als zweite wichtige Arztgruppe nach den Frauenärzten wurde den Chirurgen in mindestens fünf Filmen besondere Aufmerksamkeit zuteil.[24] Der Grund für die Beliebtheit von Chirurgen als Hauptfiguren in einschlägigen Filmen liegt natürlich in ihrer Eigenschaft, die dramaturgisch willkommene Operation - oft an ihnen nahestehenden Personen - eigenhändig durchführen zu können - ein Trivialklischee, das in den Arztromanen und Arztfilmen jeder Epoche vorkommt. Es belegt, daß es neben zeitabhängigen Entwicklungen im Medizinfilm auch Konstanten und Kontinuitäten gibt. Dies wird durch die Tatsache bekräftigt, daß zwischen 1933 und 1945 ebenfalls in mindestens fünf Medizinfilmen chirurgisch Tätige im Vordergrund standen,[25] so daß hier quantitativ betrachtet kein auffälliger Trend festzustellen ist.

Psychiater spielten nach den vorliegenden Informationen nur in drei westdeutschen Nachkriegsfilmen eine wichtige Rolle: "Martina" (1949) ist ein "zeittypischer Roman", in dem eine Nervenärztin mehr als Liebesobjekt denn als Berufstätige vorkommt. "Vom Teufel gejagt" (1950) zeigt einen Nervenspezialisten, der ein Mittel zur Schockbehandlung erfindet, nach einem Selbstversuch spaltungsirre wird und als Verbrecher endet (Dr. Jekyll und Mr. Hyde lassen grüßen). "Zwei Herzen voller Seligkeit" (1957) schließlich ist ein Lustspiel in einem Heidelberger Nervensanatorium. Zum westdeutschen "psychiatrischen Film" der fünfziger Jahre im weitesten Sinne sind noch zwei weitere Filme zu rechnen: "Ludwig II." (1955; der "wahnumwölkte" Herrscher endet durch Selbstmord, sein Psychiater Gudden kann ihn nicht retten) und "Oberarzt Dr. Solm" (1955; ein Gehirnchirurg operiert ein schizophrenes Kind). Wie die kurzen Inhaltsangaben belegen, herrschte in den fünfziger Jahren an einer realistischen Auseinandersetzung mit der Psychiatrie kein Interesse: Daß der Chirurg Sauerbruch im gleichnamigen Film (1954) die Psychiater geradezu lächerlich macht, paßt in das Bild einer Zeit, die - aus mehr oder weniger nachvollziehbaren Motiven - nicht bereit war, sich mit "Psychischem" auseinanderzusetzen. Darin glich sie der Zeit zwischen 1933 und 1945: Hier waren in deutschen Medizinfilmen nur in zwei Fällen Psychiater aktiv.[26]

---

[24]Genannt seien hier nur (insgesamt ist die Zahl der auftretenden Chirurgen oder chirurgisch Tätigen - z.B. operierten auch einige Frauenärzte - natürlich höher): Der Mann, der zweimal leben wollte, 1950; Die große Versuchung, 1952; Sauerbruch, 1954; Oberarzt Dr. Solm, 1955; Arzt ohne Gewissen, 1959.
[25]Der Herr ohne Wohnung, 1934; Irrtum des Herzens, 1939; Anuschka, 1942; Du gehörst zu mir, 1943; Der gebieterische Ruf, 1944.
[26]Die ewige Maske, 1936; Die un-erhörte Frau, 1936.

Explizit im Landarztmilieu spielten von den westdeutschen Nachkriegsfilmen nur fünf, die meisten mit heiter bis komödiantischem Einschlag.[27] Zwischen 1933 und 1945 waren drei typische Landarztfilme gedreht worden.[28]

Im westdeutschen Medizinfilm der Nachkriegszeit standen in acht Fällen Ärztinnen im Vordergrund (allerdings nicht immer in Ausübung ihres Berufes).[29] Dies bedeutet eine leichte Steigerung im Vergleich zu der Zeit zwischen 1933 bis 1945, wo nur drei Ärztinnen-Filme eruiert werden konnten.[30] Ob dies allerdings eine ideologische oder reale Veränderung dokumentiert, müßte durch eine genaue Inhaltsanalyse dieser Filme erhellt werden.

Für eine Analyse des Bildes der berufstätigen Frau wären auch zwei Krankenschwester-Filme heranzuziehen: "Der Mann meines Lebens" (1954) und "Nachtschwester Ingeborg" (1957). Doch gab es schon 1939 einen ausgesprochenen Krankenschwester-Film: "Irrtum des Herzens" (1939).

Insgesamt waren die Ärzte in den medizinischen Zeitfilmen - wie natürlich auch die Ärzte in den historischen Arztfilmen "Sauerbruch" (1954) und "Herrscher ohne Krone" (Struensee; 1956) - fast ausschließlich als "gute" Ärzte charakterisiert. Ausnahmen bilden nur die Dr.Jekyll/Mr. Hide-Adaptation "Vom Teufel gejagt" (1950) und "Arzt ohne Gewissen" (1959; ehemaliger KZ-Arzt und Chirurg verpflanzen Herzen bei entführten Patienten). Zwischen 1933 und 1945 konnte im deutschen Film - ganz im Gegensatz zum angloamerikanischen - kein mad oder bad scientist eruiert werden.[31] Übrigens wurden nur wenige Ärzte im westdeutschen Nachkriegsfilm explizit als Wissenschaftler gekennzeichnet.[32] Auch dies ist ein wichtiges Er-

---

[27]Dieser Mann gehört mir, 1950; Rosen-Resli, 1954; Die Herrin vom Sölderhof, 1955; Der Bauerndoktor von Bayrischzell, 1957; Die Landärztin, 1958.

[28]Es waren zwei Junggesellen, 1936; Madame Bovary, 1937; Das war mein Leben, 1944.

[29]Nachtwache, 1949; Martina, 1949; Madonna in Ketten, 1949; Geheimnis einer Ärztin, 1955; Solange noch die Rosen blühn, 1956; Alle Sünden dieser Erde, 1957; Taiga, 1958; Die Landärztin, 1958.

[30]Mädels von heute, 1933; Damals, 1943; Der gebieterische Ruf, 1944.

[31]Vgl. Osterland, wie Anm. 15, S. 124-128.

[32]Läßt man den historischen Arztwissenschaftler Sauerbruch außer acht, stehen nur in drei Nachkriegsfilmen wissenschaftlich Tätige im Vordergrund: Dr. Holl, 1951 (Serum gegen unheilbare Krankheit); Ich suche dich, 1956 (Mittel zur Stärkung von Nervenzellen); Arzt aus Leidenschaft, 1959 (antithrombotisches Mittel). Zwischen 1933 und 1945 waren es vier Filme gewesen: Arzt aus Leidenschaft, 1936 (Serum); Die ewige Maske, 1936 (Serum); Zwischen den Welten, 1938 (Tierversuche); Germanin 1943 (Schlafkrankheitsforschung, teilweise historisch).

gebnis: Medizin wurde nicht so sehr als Wissenschaft, sondern als Lebenswelt verstanden.

Natürlich kommen in fast allen Filmen mit Ärzten auch Patienten vor. In manchen Filmen steht aber schon vom Titel her der Patient im Vordergrund, so daß man diese Filme mit Fug und Recht als Patientenfilme bezeichnen kann. In den fünfziger Jahren entstanden zwei solcher Filme: "Gefangene Seele" (1951, durch Schock gelähmte Tänzerin wird geheilt) und "Rosen für Bettina" (1956, an Kinderlähmung erkrankte Ballerina wird geheilt).

Die Darstellung von Themen im Umfeld von "Euthanasie" und Tod auf Verlangen im deutschen Nachkriegsfilm bedürfte einer eigenen Untersuchung. Bemerkenswert jedenfalls ist, daß in die "Sünderin" (1951) zumindest Tötung auf Verlangen (hier in Form eines "Doppel"-Selbstmordes) in gewisser Weise legitimiert wird. In "Und nichts als die Wahrheit" (1958), einem Remake von "Der Fall Deruga" (1938) - mit signifikanten Abweichungen nach einer Vorlage von Ricarda Huch gedreht - geht es um die Klärung der Frage, ob ein Arzt seine unheilbar kranke Exehefrau vergiftet hat. Es stellt sich im Verlauf einer Gerichtsverhandlung heraus, daß er ihr aus lauteren Motiven ein Mittel zur Durchführung des Selbstmordes zur Verfügung gestellt hat. In dem nach einer Novelle von Zuckmayer gedrehten "Herr über Leben und Tod" (1955) überlegt ein Arzt, ob er sein Kind durch eine tödliche Spritze "erlösen" soll. Seine Frau zieht aus und kommt ihm dadurch gewissermaßen zuvor. Das Kind stirbt. Konnte ein Zuschauer solche Filme in den fünfziger Jahren betrachten, ohne an die Vernichtungspolitik der Nazis denken?

5. Medizin in DEFA-Filmen

Kersten[33] teilte die Frühgeschichte der DEFA wie folgt ein: 1. Die "antifaschistisch-demokratische Periode" (1946-1949); 2. Der Übergang zum sozialistischen Realismus (1950-1953); 3. Der "neue Kurs" (1954-1958) und 4. Die "sozialistische Filmkunst" (1959-1961). Er betonte, daß die Filme der DEFA in "Inhalt und Tendenz weitgehend die jeweilige politische Linie des in der Sowjetzone herrschenden Systems" widerspiegelten. Dabei sei "freilich die zwischen der Konzipierung eines

---

[33]Das folgende nach Heinz Kersten: Das Filmwesen in der sowjetischen Besatzungszone Deutschlands 1: Textteil. Herausgegeben vom Bundesministerium für Gesamtdeutsche Fragen Bonn-Berlin 1963.

Films und seiner Uraufführung liegende Zeitspanne zu berücksichtigen, was erklärt, daß zu einer bestimmten politischen Periode gehörende Streifen mitunter ihre Premiere erleben, wenn sich der Kurs des Regimes bereits geändert hat". Die Anfänge der DEFA entsprächen demnach der während der ersten Nachkriegsjahre in der Sowjetzone verfolgten Politik des "Aufbaus einer antifaschistisch-demokratischen Ordnung". Von kommunistischer Agitation sei noch nichts zu spüren gewesen. Von vornherein aber habe sich die DEFA die Aufgabe gestellt, mit ihren Filmen das Publikum erzieherisch zu beeinflussen.

Gleich im ersten DEFA-Film spielte die Medizin eine wichtige Rolle. In dem unter der Regie von Wolfgang Staudte 1946 gedrehten Film "Die Mörder sind unter uns" ist ein Arzt die Hauptfigur. Laut einer Kritik in der "Neuen Zeit" vom 17.10.1946 stellt sich der Inhalt des Filmes wie folgt dar:[34] "[Es ist] die Geschichte eines Arztes, der, vom Kriege seelisch versehrt, seine furchtbaren Eindrücke durch Schnaps wegzuspülen sucht, bis ein junges Mädchen, das aus dem KZ heimkehrt, ihn mit ihrer behutsamen und beharrlichen Liebe allmählich dem Leben wiedergewinnt [...]. Es war nicht nur Stöhnen und Tingeltangelmusik, die dieses Berlin nach der Kapitulation beherrschte [...]. In dem Film 'Die Mörder sind unter uns' ist nichts von diesen hellen Momenten des Wiederbeginns. Die Hausbewohner klatschen nur oder warten und sterben über diesem Warten. Und die Faust des Arztes krallt sich fast ständig um ein Schnapsglas oder den Revolver; die einzig Szene, da er aktiv wird und einem röchelnden Kind mit dem Küchenmesser ein Stück Gasrohr als Kanüle einsetzt, ist nur quälend und ist übrigens auch medizinisch ein allzu beunruhigender, fragwürdiger Noteingriff. Der Film läßt eigentlich ungeklärt, ob dieser Mann nun wirklich durch die schöne standhafte Liebe der Frau ernsthaft zurückgefunden hat zu dem wichtigen Helferamt des Arztes. Denn leider wurde der entscheidende Auftritt durch Schnitte zerstört, in dem wir erfahren sollten, daß er eine eigene Praxis eröffnet."

Der Arztberuf der Hauptfigur ist hier nicht zufällig gewählt worden. Er steht für eine zentrale Problematik der Nachkriegszeit: Heil und Heilung. Der Arztberuf signalisiert eine besondere Verpflichtung zur Humanität. Dadurch wird die sittlich-moralische Spannungslage des Protagonisten zugespitzt. Diese Funktion des Arztbe-

---

[34]Werner Fiedler: Der Weg durch die Trümmer in: Staudte. Hrsg. von Eva Orbanz und Hans Helmut Prinzler. Mit einem Nachwort von Hans Ungureit. Berlin 1991, S. 176-177. - Vgl. dazu auch Friedrich Luft: Die Mörder sind unter uns (1946). Der erste deutsche Film nach dem Kriege. In: ebd., S.173-176.

rufes ist sicher nicht nur in diesem Film präsent, wird aber in der Ausnahmesituation der Nachkriegs- und Nachhitlerzeit besonders relevant.

In die erste Phase der DEFA fällt auch ein Medizinspielfilm mit explizit erzieherischer Absicht. So sollte "Straßenbekanntschaft" (R.: Peter Pewas; 1948) über die Gefahren der in der Nachkriegszeit verbreiteten Geschlechtskrankheiten aufklären.[35]

Auch der historische Medizinfilm "Semmelweis - Retter der Mütter" (R.: Georg C. Klaren; konzipiert 1948, Premiere 1950) ist laut Kersten noch zu dieser ersten antifaschistisch-demokratischen Periode zu rechnen.[36] Darin wird Semmelweis als fortschrittlicher Arzt und 1848er Revolutionär im Gegenspiel zu den reaktionären Kräften im Wien Metternichs gezeigt.

Aus der zweiten Phase der DEFA, der des "Übergangs zum sozialistischen Realismus" (1950-1953), stammt laut Kersten der auf den Färöern spielende Film "Schatten über den Inseln" (R.: Otto Meyer; 1952), der zeigen sollte, wie kapitalistische Profitgier die Gesundheit der Bevölkerung gefährdet.[37]

Die Bezeichnung der dritten Phase (1954-1958) bezieht sich auf den am 9. Juni 1953 vom Politbüro der SED verkündeten "neuen Kurs". Der neue politische Kurs sollte einerseits der Behebung von ökonomischen und politischen Schwierigkeiten dienen, andererseits die Bevölkerung für den von ihr abgelehnten Staat zu gewinnen suchen.[38] Dies wirkte sich auch im Bereich der Kulturpolitik aus. Die durch den Volksaufstand vom 17. Juni 1953 ausgelöste Unsicherheit des Regimes nutzten zudem weite Kreise der Kulturschaffenden, um auf eine Liberalisierung des gesamten kulturellen Lebens zu dringen.[39] Zu den ersten Filmen, die als Anzeichen dafür gelten können daß sich das "Tauwetter" langsam auch im kulturpolitischen Klima der DDR durchzusetzen begann, kann laut Kersten der Film "Genesung" (R.: Konrad Wolf; 1956) gezählt werden.[40] In Form "gehobener Unterhaltung" sollte damit zwar auch zur "Bewußtseinsbildung" des Publikums beigetragen werden, aber es ging hier

---

[35]Vgl. den Beitrag von U. Benzenhöfer und G. Klatt in diesem Band.
[36]Vgl. Kersten, wie Anm. 33, S. 63. Vgl. dazu auch den Beitrag von M. Triebs in diesem Band.
[37]Vgl. Kersten, wie Anm. 33, S. 77.
[38]Vgl. Kersten, wie Anm. 33, S. 21.
[39]Vgl. Kersten, wie Anm. 33, S. 22.
[40]Vgl. Kersten, wie Anm. 33, S. 91.

in erster Linie um ethische Fragen, mit denen die politische Tendenz nur indirekt verknüpft war.[41]

Diese in der Periode des "neuen Kurses" und besonders die während des Tauwetters gedrehten Filme wiesen manche Ähnlichkeiten mit den DEFA-Produktionen der ersten Nachkriegsjahre auf. So sei die führende Rolle der Kommunisten im Widerstand gegen das Hitlerregime dabei nicht mehr in den Vordergrund geschoben worden, ja mitunter sei sie gar nicht mehr berücksichtigt worden. Eine gewisse Verwandtschaft mit gleichartigen Filmen läßt sich laut Kersten auch bei einigen biographischen Streifen feststellen, die sich ebenfalls auf eine allgemein "fortschrittliche" und sozialkritische Tendenz beschränkt hätten.[42] Er erwähnt als Beispiel den historischen Arztfilm "Robert Mayer - der Arzt aus Heilbronn" (1955), der sich mit dem Entdecker des Energiegesetzes befaßte.

Als einen Spielfilm medizinischen Inhalts aus der Epoche der "sozialistischen Filmkunst" (1959-1961) mit betont antiwestlicher Tendenz nennt Kersten schließlich "Weißes Blut" (R.: Gottfried Kolditz; 1959), in dem ein agitatorisch verzeichnetes Bild der westdeutschen Verhältnisse entworfen wurde.[43] In diese Phase sind auch noch die in der Filmographie 1946-1959 nicht mehr berücksichtigten Filme "Der

---

[41]Kersten, wie Anm. 33, S. 91 gibt den Inhalt des Films wie folgt wieder: "Im Mittelpunkt steht ein junger Medizinstudent, der zunächst glaubt, im Krieg als Individualist dem allgemeinen Schicksal ausweichen zu können. Aus der Gefangenschaft zurückgekehrt, gibt er sich als Doktor aus und wird in einer sowjetzonalen Klinik angestellt. Auf der Suche nach dem von ihm im Kriege geliebten Mädchen muß er erfahren, daß sie inzwischen einen aus gemeinsamer Widerstandszeit befreundeten Kommunisten geheiratet hat, der jetzt, unheilbar gelähmt, sein Patient ist. Als Arzt gibt er dem Rivalen den Mut zu einem sinnvollen Leben wieder und verzichtet am Ende auf die Frau, die sich ihrerseits nach inneren Kämpfen auch für das entsagungsvolle Dasein an der Seite des Krüppels entscheidet. Schließlich meldet der Mediziner auch seinen Titelmißbrauch, der aber von einem verständnisvollen Gericht als Folge des Krieges und aufgrund seiner Wandlungen nicht bestraft wird".
[42]Vgl. Kersten, wie Anm. 33, S. 98.
[43]Vgl. Kersten, wie Anm. 33, S. 110: "Ein junger Mann, Major der Bundeswehr, kehrt von einer Spezialausbildung in den USA atomstrahlenverseucht zurück. Sein als Bankier am Rüstungsgeschäft beteiligter Schwiegervater möchte in Wahrung seiner eigenen Interessen und im Einvernehmen mit den Bundeswehrvorgesetzten den Todkranken und dessen Frau auf eine längere Reise nach Südamerika schicken und ihm seinen wahren Zustand verheimlichen. Aus Sorge um ihren Mann und ihr noch ungeborenes Kind gibt die Bankierstochter jedoch im Widerspruch zu ihrer Familie den Major in Behandlung zu einem mit ihm früher befreundeten Arzt, der als Atomwaffengegner durch den Bundesverfassungsschutz beschattet wird. Der Film schließt mit einer Pressekonferenz, auf der der Arzt gemeinsam mit anderen Professoren zum Kampf gegen die Atomgefahr aufruft. An das Publikum richtet der todgeweihte Kranke zuletzt den Appell: Wehrt Euch!"

Arzt von Bothenow" (1961)[44]; "Professor Mamlock" (1961)[45] und "Ärzte" (1962)[46] zu zählen.

5. Schlußbemerkungen

Medizin, insbesondere in Gestalt von Ärzten, spielte eine wichtige Rolle im ideologischen Gefüge der Nachkriegsfilme. Heil und Heilung waren zentrale Themen. Doch ist davor zu warnen, alles Medizinische in diesen Filmen als zeittypisch zu betrachten. Es gibt auch konstante Elemente des Medizinfilms: Hier ist vor allem an das dramaturgisch im Sinne einer Einheit des Ortes zur Engführung oder Zuspitzung einer Handlung geeignete Krankenhaus zu erinnern. Auch spannungssteigernde Elemente wie die dramatische Operation oder Herzrührendes wie die Liebe zwischen Arzt und Krankenschwester oder Arzt und Patientin sind Konstanten, um nicht zu sagen, Klischees des Medizinspielfilms. Konstant ist zumindest für die Zeit zwischen 1933 und 1959 auch, daß kein Interesse an einer realistischen Zeichnung des Medizinalltags herrschte, sondern vor allem Stereotype gefragt waren.

Vergleicht man nun zur Herausarbeitung typischer Elemente die deutschen Nachkriegsmedizinfilme mit einschlägigen Filmen der Zeit zwischen 1933 und 1945, so fällt vor allem ein Phänomen in die Augen: die Dominanz der Frauenarzt bzw. Gynäkologie-Spielfilme. Der Frauenarzt wird hier nicht als Symbol der Hoffnung auf Fruchtbarkeit, und, sieht man einmal von dem einkalkulierten Oberflächenwerbeeffekt (erotisches Versprechen etwa durch Filmtitel) ab, auch nicht als Projektionsfigur

---

[44]"Der Arzt von Bothenow" demonstriert laut Kersten die positive Entwicklung eines jungen Mediziners, der unter dem Einfluß seiner aus dem Bürgertum stammenden anspruchsvollen Frau und deren Freundeskreis fast vergessen hatte, daß er ein Arbeitersohn war. Nach einem schwerwiegenden Pflichtversäumnis schickten ihn Vorgesetzte von Berlin aufs Land, wo er ein Ambulatorium übernahm und sich bewährte; vgl. Kersten, wie Anm. 33, S. 115.
[45]Der nach einem Stück des Dramatikers Friedrich Wolf gedrehte "Professor Mamlock" zeigt die Tragödie eines jüdischen Arztes zu Beginn der Hitlerbarbarei; vgl. Kersten, wie Anm. 33, S. 116.
[46]Der Film "Ärzte", dessen Uraufführung im Februar 1961 vorgesehen war, mußte auf höhere Weisung zurückgezogen werden. Nachdem das Politbüro der SED zwei Monate zuvor einen Beschluß zur Verbesserung der Lage der medizinischen Intelligenz gefaßt hatte, wollte man diese nicht durch einen Film über das heiße Eisen der Ärzteflucht verärgern. Erst als dieses Problem durch die Errichtung der Mauer gegenstandslos geworden war, gelangte der Film im Februar 1962 doch noch zur Aufführung; vgl. Kersten, wie Anm. 33, S. 116.

von Sexualphantasien charakterisiert, sondern er wird zur Signatur der moralisch-
ethischen "christlich-demokratischen" Auffassung der Nachkriegszeit: In fast allen
dieser Frauenarztfilme werden unerwünschte Schwangerschaft und Abtreibung in einer Weise thematisiert, die weniger problematisierend-reflektierend denn rigide ablehnend ist. Alle weiteren festgestellten Trends, so das häufigere Vorkommen von
Ärztinnen im Nachkriegsfilm und die deutliche antipsychiatrische Tendenz, bedürf-
ten zur Einordnung näherer Analysen der einzelnen Filme.

Der DEFA-Film "Straßenbekanntschaft" (1948).

Mit Bemerkungen zu seinem Einsatz bei der Geschlechtskrankheitenbekämpfung in der Sowjetischen Besatzungszone und in Niedersachsen

(Udo Benzenhöfer/Gunnar Klatt)

Wie in den westlichen Besatzungszonen so war auch in der sowjetischen Besatzungszone nach Kriegsende die Ausbreitung von Geschlechtskrankheiten ein großes Problem.[1] Amtliche Zahlen aus der sowjetischen Besatzungszone gibt es erst ab Anfang des Jahres 1946. Die monatliche Zahl der Neuerkrankten lag damals für die Gonorrhoe zwischen 70 und 90 auf 10.000 Einwohner berechnet. Da die Inzidenz der Syphilis zu jener Zeit etwas weniger als die Hälfte der Gonorrhoe-Inzidenz betrug, muß also noch für Anfang 1946 die Zahl der monatlichen Neuzugänge in der sowjetischen Zone auf insgesamt etwa 120 pro 10.000 Einwohner angesetzt werden Die Zahl blieb bis zum Spätsommer 1946 auf dieser Höhe. Im Herbst 1946 begann ein rascher Abfall der Neuzugänge an Gonorrhoe-Erkrankungen, während die Luesfälle zunächst noch etwas zunahmen. Anschließend nahmen beide Krankheiten annähernd gleichlaufend ab. 1947 lag der Monatsdurchschnitt der Neuzugänge für Gonorrhoe bei 27 auf 10.000, für Lues etwas niedriger. 1948 wurden nach der Jahresmitte 15 monatliche Neuzugänge an Gonorrhoe unterschritten. Auf dieser Höhe hielt sich die Inzidenz mit geringen Schwankungen im Durchschnitt des Jahres 1949.

Die rigiden Maßnahmen zur Bekämpfung der Geschlechtskrankheiten in der sowjetischen Zone durch die Sowjetische Militäradministration (SMAD) hatten also nach dieser Statistik zu urteilen Erfolg. Formal wurde vorerst das Reichsgesetz zur Bekämpfung der Geschlechtskrankheiten von 1927 nicht aufgehoben. Doch zahlreiche Bestimmungen dieses noch relativ liberalen Gesetzes wurden durch Vorschriften der Befehle 25 und 30 der SMAD ersetzt. So wurde im Befehl Nr. 25/1945 die Einrichtung eines "Netzes prophylaktischer und ärztlicher Anstalten" - das sind die späteren Ambulatorien - angeordnet. Vor allem wurde in diesem Befehl die "obligatorische

---

[1] Das folgende nach: Die Bekämpfung und Vorbeugung der Geschlechtskrankheiten in der Sowjetunion und in Mitteldeutschland, herausgegeben von Hans Harmsen (Akademie für Staatsmedizin in Hamburg. Zur Entwicklung und Organisation des Gesundheitswesens in Sowjetrussland, in osteuropäischen Volksdemokratien und in Mitteldeutschland Band 7). Hamburg 1956. Zum Thema: "Bekämpfung der Geschlechtskrankheiten und Fürsorge für Gefährdete in Mitteldeutschland" vgl. hier S. 10-33. Es kann hier nur darauf hingewiesen werden, daß diese Darstellung in ihren wertenden Aussagen nicht unproblematisch ist.

Registrierung der Geschlechtskrankheiten" vorgeschrieben, eine Maßnahme, die im Gesetz von 1927 nicht enthalten war. In einer Verordnung der Deutschen Zentralverwaltung für das Gesundheitswesen in der SBZ vom 29.10.1945 wurde die technische Durchführung der Meldepflicht geregelt.

Im Februar 1946 folgte der Befehl Nr. 30/1946 der SMAD. Darin wurde - die Einrichtung der Ambulatorien war offensichtlich nur zögernd betrieben worden - die Inbetriebnahme bis zum 1. März 1946 befohlen. Im Befehl 30/1946 vom 12.2.1946 wurde auch der Auftrag erteilt, "eine breitangelegte Werbung für die Bekämpfung der Geschlechtskankheiten unter der deutschen Bevölkerung durchzuführen" und dafür Literatur, Aufklärungsschriften und Plakate herauszugeben und Filme herzustellen. Diese Aufklärungsaktion startete im Frühsommer 1946.

Im Dezember 1947 wurde mit dem Befehl Nr. 273/1947 das Reichsgesetz aus dem Jahre 1927 förmlich aufgehoben und ein neues Gesetz an seiner Stelle erlassen, die "Verordnung zur Bekämpfung der Geschlechtskrankheiten unter der deutschen Bevölkerung der sowjetischen Besatzungszone Deutschlands". Für das Verständnis des Filmes "Straßenbekanntschaft" ist noch wichtig, daß in Übereinstimmung mit den Ausführungsbestimmungen zu Befehl 30/1946 ein polizeilicher Streifen- und Überwachungsdienst eingerichtet worden war, der auch Razzien durchführen konnte.[2] Mit dem Gesetz von 1947 ging dadurch, daß die Gesundheitsämter Träger der Gesundheitspolizei wurden, die Gesamtverantwortung für solche Streifen auf die Gesundheitsämter über. Die Polizeiorgane waren nur noch zur Amtshilfe verpflichtet.

Wer konkret den Anstoß zur Produktion des Filmes "Straßenbekanntschaft" gab, ist nicht bekannt. Vielleicht ist sein Ursprung im Umfeld der nach dem Befehl Nr. 30/1946 gestarteten Aufklärungsaktion zu suchen. Gedreht wurde er im Jahre 1947. Seine Uraufführung erlebte er am 13. April 1948 in Ostberlin.

---

[2]Dieser Überwachungsdienst, anfangs in der Form großer Razzien, später gewöhnlich in der Form der "gezielten Streifen" vorgenommen, hatte 1946/47 einen Umfang, der den berüchtigten Aktionen in westlichen Besatzungszonen durchaus gleichkam; vgl. Die Bekämpfung und Vorbeugung (wie Anm. 1), S. 30. Bei den Razzien wurden, wie im Film "Straßenbekanntschaft" auch zu sehen, nur Frauen aufgegriffen und zwangsuntersucht.

Das Drehbuch zu dem 97 Minuten langen Spielfilm schrieb der bis dahin im Filmwesen nicht hervorgetretene Artur Pohl.[3] Die Regie übernahm Peter Pewas.[4] Pewas
geboren 1904, kam von der Malerei und von der Graphik zum Film. Nach dem Besuch der Filmakademie war er Regieassistent bei Wolfang Liebeneiner. Als erste
selbständige Arbeit drehte Pewas den Spielfilm "Der verzauberte Tag", der 1944
von der Zensur verboten wurde. "Straßenbekanntschaft" war erst sein zweiter Film.
Als Darsteller wurden vor allem Nachwuchskräfte (Gisela Trowe als Erika, Alice
Treff als Annemie, Ursula Voss als Marion, Siegmar Schneider als Walter Helbig,
Harry Hindemith als Herbert Petzoldt und Hans Kling als Peter) verpflichtet. Für
die medizinische Richtigkeit des Dargestellten zeichneten die Ärzte Fritz von Bergmann und Claus Bloemer verantwortlich.[5]

Der Inhalt des Films sei im folgenden nach der Inhaltsangabe des DEFA-Werbepro-
spekts wiedergegeben, woraus der melodramatische Charakter der Handlung ebenso
wie der moralische Gestus deutlich wird:[6]

"Aus dem Dämmerlicht einer Vorstadtstraße tauchen Gesichter auf und gleiten vor-
über, - Gesichter, wie die Zeit sie zeichnete: Angst und Grausamkeit des Hitler-
krieges, das Chaos des Zusammenbruchs und die Not der Nachkriegszeit mit der
Verwirrung aller Werte und Begriffe spiegeln sich in ihnen.

Auch ein junges Gesicht ist dabei: Erika, ein Mädchen von zwanzig Jahren.
Ein junger Mann stellt ihr nach. Sie lehnt seine Begleitung ab, weil er ein armer
Schlucker ist, der ihr weder englische Zigaretten noch Fleischmarken zu einem
anständigen Schnitzel spendieren kann. Aber den Ring, den er ihr gibt, nimmt sie
an, weil sie Schmuck liebt, auch wenn er nur "versilbert" ist. So ist Erika. Ihr Leben
ist so voller Entbehrungen, dass die Sehnsucht nach Genuss übermächtig in ihr ist, -

---

[3]Zu Pohl, geboren am 22.3.1900, vgl. Kürschners Deutscher Literatur-Kalender 1958,
hrsg. von Werner Schuder, Berlin 1958, S. 547. Demnach war Pohl nach der Fertigung des
Drehbuchs für "Straßenbekanntschaft" als Regisseur tätig.

[4]Zu Pewas vgl. Wer ist wer? Das deutsche Who's who. XIV. Ausgabe von Degeners Wer
ist's? Band I: Bundesrepublik Deutschland und Westberlin, hrsg. von Walter Habel. Berlin
1962, S. 1155.

[5]Vgl. eine Notiz im Telegraf vom 18. April 1948. - Bloemer gab nach Peter G. Hesse: Die
hygienische Aufklärungsarbeit am Erwachsenen auf dem Gebiete der Geschlechtskrankhei-
tenbekämpfung, in: Dermatologische Wochenschrift 119 (1947/48), Heft 9, 1948, S. 570-
576, hier S. 574 die Bildplakate zu der Aufklärungsplakatserie "Kennt ihr euch überhaupt?"
heraus.

[6]Auf eine Wertung des Films wird verzichtet, da der Film nur von einem der Verfasser,
und zwar schon einige Zeit zurückliegend, betrachtet werden konnte. Eine Videokopie war
zum Zeitpunkt unseres Filmseminars in Hannover (SS 1993) nicht zu erlangen.

es ist nicht nur der Hunger nach dem Leben, der sie treibt, es ist der nackte Hunger schlechthin, und trotzig widersetzt sie sich jedem, der sie hindern will, vom Leben mitzunehmen, was sich ihr bietet. Sie überwirft sich mit den Eltern und zieht mit ihrem Köfferchen bedenkenlos zu jenem Mann, der ihr den Ring schenkte, der ihr Freund sein will und ihr angeboten hat, ihre Sorgen mit tragen zu wollen, trotz seiner eigenen.

Walter ist Reporter an einer Tageszeitung. Sein Einkommen ist schmal und sein Arbeitsgebiet weit. Wenn Erika aus der Bügelanstalt, in der sie arbeitet, "nach Hause" kommt, will sie sich aber nicht ewig mit "gemütlichen Abenden daheim" zufrieden geben, sie will ausgehen, tanzen, etwas erleben und - etwas Gutes essen. Walter hat weder Zeit noch Geld dafür, also geht sie ohne ihn. Dabei macht sie in der Wohnung ihrer Freundin Annemie die Bekanntschaft Herberts, der eben aus der Gefangenschaft kam und einen großen Schmerz betäuben muss: seine Frau war ihm nicht treu geblieben. - Auch er ist hierher verschlagen, und die beiden jungen Menschen finden sich schnell, ohne etwas anderes voneinander zu wissen als ihre Vornamen. Die Sehnsucht nach Genuss und Vergessen überwindet alle Hemmungen und Bedenken.

Walter spürt die Unruhe in Erikas Wesen, aber er greift nicht ein. Sie soll ihren Weg selbst finden, aber er denkt nicht an die Gefahren, die ihr dabei drohen. Annemie, die in der Gesellschaft zweifelhafter Existenzen ein verlorenes Leben führt, ist es, die ihr einen bequemen Weg zu sorglosem Dasein zeigt. Als Erika die ersten Schritte auf diesem Wege macht, wacht sie auf. Sie erkennt die Gefahr, auch wenn diese sich in einen "bürgerlichen Salon" mit spiessiger Eleganz tarnt: mit Prostitution hat ihr jugendlicher Lebensdrang nichts zu tun.

Walter scheint recht zu behalten, aber die Gefahren der Zeit haben Erika schon erfasst. Als sie in eine Gesundheitsrazzia gerät, stellt sich heraus, dass sie erkrankt ist. Die eine Stunde des Selbstvergessens mit Herbert ist ihr zum Verhängnis geworden. Auch Herbert erfährt zu gleicher Zeit von seiner Frau, dass er krank sein muss. Sie hatte sich aus falscher Scham selbst behandelt und sich gesund geglaubt, ohne es wirklich zu sein. Das Gefühl der Schuld gegenseitiger Untreue lastet schwer auf dem Gewissen beider Eheleute, aber gleichzeitig weist es aus so tiefem Konflikt auch den Weg zur späteren Versöhnung.

Erika fühlt jetzt erst, was Walter für sie hätte bedeuten können. Sie weiss, dass die Schuld bei ihr lag. Als sie nach rechtzeitiger Behandlung rasch geheilt ist, erkennt sie, dass das Leben mit einem Menschen, den man liebt, mehr Glück geben kann als der Rausch eines flüchtigen Genusses. Sie glaubt, dass sie sich durch ihre

Krankheit den Weg zu ihm versperrt hat. Seine saubere und gerade Art aber überwindet auch diese hemmende Schranke. Erika und Walter finden zueinander".[7]

Die Intention des Films wurde vom Drehbuchautor Artur Pohl in einer Art Adresse an die "lieben jungen Freunde" - der Film war in der SBZ ab 14 Jahren freigegeben[8] - in "Zeitfilm heute" formuliert.[9] Aus dem Text Pohls wird deutlich, daß er die Kategorisierung "Aufklärungsfilm" wegen der in jener Zeit damit verbundenen Konnotationen ("Kassenschlager" mit "schwülstigen erotischen Effekten") scheute, daß er aber davon ausging, einen "wahren" Aufklärungsfilm, oder, wie er schrieb, einen "Zeitfilm" konzipiert zu haben: "Wir haben die Gefahren, die in dieser Zeit jeden, in erster Linie aber gerade Euch, die ihr unerfahren und lebenshungrig seid, in aller Deutlichkeit aufgezeigt. Wir haben nichts beschönigt, Euch nicht schlechter, aber auch nicht besser gemacht als ihr seid. Und deshalb glauben wir, daß uns ein echter Zeitfilm gelungen ist, ein vielleicht nicht sehr anspruchsvoller, aber ein ehrlicher, gerader Film ohne falsche Töne, gerecht und sauber im Abwägen des Für und Wider".[10] In der "Berliner Zeitung" äußerte sich der Regisseur Pewas ebenfalls in diese Richtung: "[Wir wollten] dem Leben einen Spiegel hinhalten, wenn unsere Kamera ohne Scheu in die Schächte der Großstadtstraßen steigt und fremde Wohnungen belauscht, die Hintergründe einer Heimkehrerehe aufdeckt, die gefährlichen Pfade einer immer hungrigen Achtzehnjährigen zeigt, die, ohne sich dessen bewußt zu sein, der Prostitution nahekommt, wenn das erschütternde Schicksal einer zum Untergang verdammten Frau vorüberzieht, dann offenbart sich ein Bild unserer Zeit, das sicher viele betroffen machen wird. Dieser Film soll der Besinnung dienen".[11]

Daß der Film als Aufklärungsfilm konzipiert war, wird auch aus einem Begleitprospekt deutlich. Hier wurde explizit auf die Möglichkeit der Sonderreklame hingewiesen: "Die Gesundheitsbehörden haben ein großes Interesse daran, daß gerade dieser Film von allen Kreisen gesehen wird. Es ergeben sich hieraus günstige Gelegenheiten zu einer Sonderreklame. Wir empfehlen Ihnen, sich mit der Leitung des dortigen

---

[7]Vgl. Begleitprospekt zu "Straßenbekanntschaft" (DFA Frankfurt).
[8]Pressenotiz vom 8.5.1948, ohne Quellenangabe, im DFA Frankfurt.
[9]Vgl. Zeitfilm heute (1947, der Ausriß im DFA Frankfurt trägt kein genaues Datum).
[10]Vgl. Zeitfilm heute (wie Anm. 9).
[11]Vgl. Zeitungsausriß (ohne Quellenangabe) im DFA Frankfurt. Nach diesem Text wollte Pewas in Zusammenarbeit mit dem Kameramann Georg Bruckbauer (bekannt durch "Romanze in Moll") nicht nur "Typen zeigen, sondern zugleich immer die Umwelt" in die Szene mit einbeziehen. Dazu habe er überwiegend mit Weitwinkel-Objektiven gearbeitet. In einer Notiz im Telegraf (18.4.1948) wird auf die "französische Manier" der Kameraarbeit hingewiesen.

Gesundheitsamtes in Verbindung zu setzen und anzuregen, daß in geeigneter Form auch von dieser Seite auf diesen Film in Ihrem Theater aufmerksam gemacht wird. Nicht nur die Gesundheitsbehörden, auch andere Organisationen sind daran interessiert, daß dieser Film von vielen Menschen und vor allem von der Jugend gesehen wird. Setzen Sie sich mit den Fortbildungs- und Berufsschulen, Jugendverbänden usw. in Verbindung, und machen Sie die Vorstände dieser Organisation, unter Vorlage des Reklameratschlages und anderem Material (Fotos, Pressestimmen, Film-Revue), auf den Film und seine Aufführung in Ihrem Theater aufmerksam. Bitten Sie um entsprechende empfehlende Hinweise auf diesen Film im Kreis der Mitglieder dieser Organisation".[12]

Die Reaktion auf den Film war uneinheitlich. Es sei im folgenden zuerst die Wirkung in der SBZ untersucht.

Hier war der Film offensichtlich ein Publikumserfolg, denn in einem Filmprospekt, das zur Werbung im Westen gedacht war, hieß es: "Das Interesse, das dieser Film beim Publikum findet, sichert ihm einen starken Erfolg. Er ist der Film, der in der Ostzone im Erfolg an zweiter Stelle steht".[13]

Über die Qualität der Publikumsreaktion im Osten informiert eine Umfrage, die im Rahmen einer Aktion der Zentralstelle zur Bekämpfung der Geschlechtskrankheiten des Landes Thüringen im Spätjahr 1948 durchgeführt wurde.[14] Über die Erfolge der Aktion wurden von den Ambulatorien Thüringens "rückhaltlose Auskünfte" eingeholt. Über die Wirkung des Filmes war hier folgendes zu lesen:

"In Sonneberg waren die Meinungen geteilt; eine Rundfrage in Apotheken, Drogerien und Friseurgeschäften ergab, daß auf Grund des Filmes ebenso wenig Schutzmittel wie sonst verlangt wurden. Dasselbe galt für Aufklärungsbroschüren. Rudolstadt teilte mit, daß der Film verschiedenartig aufgefaßt wurde. Eisenach betonte die gute Milieuschilderung; teils wurde aber an der krassen Darstellung Anstoß genommen. Umgekehrt kommt Schleiz zu dem Urteil, daß der Film zwar gut war, aber abzulehnen sei, da er nur das Großstadtmilieu zeige, welches die Landbevölkerung natürlich nicht auf sich beziehe. In Gotha zeigte sich bei der Rücksprache mit dem Publikum, 'daß meist nur die, die selbst schon mit Geschlechtskrankheiten in Berüh-

---

[12]Vgl. Begleitprospekt zu "Straßenbekanntschaft" (DFA Frankfurt).

[13]Vgl. (West-)Prospekt im DFA Frankfurt (ohne Quellenangabe).

[14]Vgl. Peter G. Hesse: Erfahrungen und Auswirkungen eines Aufklärungsfeldzuges zur Bekämpfung der Geschlechtskrankheiten, in: Dermatologische Wochenschrift 120 (1949), Heft 6, S. 753-765.

rung gekommen waren, erkannt hatten, von welchen Erkrankungen der Film handelte, während ein Teil des Publikums insbesondere die Syphilis in der Filmdarstellung nicht verstanden hatte. Teilweise wurde von dem Publikum Anstoß an der Darstellung des Dirnenlebens genommen.' Sömmerda bezeichnete den Film als 'recht enttäuschend'. Es habe ihm jedes wirkende Motiv gefehlt. 'Die Hauptperson tobte sich aus, wurde wohl krank - was ihr eigentlich fehlte, konnte der Ambulatoriumsleiterin kein Patient sagen -, war aber in kurzer Zeit wieder gesund. Also, wozu sich vorsehen?' Auch in Schmölln wurde festgestellt, daß dieser Film für Jugendliche nur ein angenehmer Nervenkitzel war. Typisch war die Bemerkung einer Jugendlichen: 'Das nächste Mal schenkst Du mir auch seidene Strümpfe'! Tiefer war der Eindruck des Films leider nicht. Nur eine Person suchte nach dem Film vorsichtshalber das Ambulatorium in diesem Landkreis auf. - Diesen überwiegend negativen Urteilen standen folgende günstige gegenüber: Nachhaltiger Eindruck, viel diskutiert (Altenburg), Anklang (Langensalza), eindrucksvoll und erzieherisch (Heiligenstadt), zweckmäßig, Wunsch nach weiteren Filmen (Sondershausen), gut besucht, belehrend (Hildburghausen); mehrere Personen erschienen zur vorsorglichen Untersuchung. Auch Weimar meldete sehr nachhaltige Wirkung, vor allem bei Jugendlichen (!). In Neustadt 'starker Anklang'. Der Film wurde als recht instruktiv, wenn auch keineswegs als künstlerisch bezeichnet. Es wurde hier gleichzeitig der Vorschlag gemacht, solche belehrenden Filme unter einem mehr geheimnisvollen Titel in Nachtvorstellungen zu bringen. Der Film wäre ein typisches Beispiel dafür, 'daß die breite Masse nicht auf rein belehrende Vorträge und Lehrfilme reagiert, sondern sie ist nur für den Unterhaltungsfilm zu gewinnen, der nebenbei belehrenden Charakter hat, im übrigen aber ihrer Sensationslust Genüge tut. Um die Massen anzulocken, muß man also manchmal auf die klare Linie und die künstlerisch wertvolle Note verzichten. Ein reißerisches Plakat, ein zugkräftiger Titel muß hier seine Wirkung ausüben'.[15]

Der Verfasser des Artikels, der Leitende Arzt der Zentralstelle zur Bekämpfung der Geschlechtskrankheiten des Landes Thüringen, resümierte dann:

"In diesem Zusammenhang möchte ich auf meine Ausführungen in 'Sozialhygienie der Geschlechtskrankheiten' (1947, H.1) hinweisen; die von Neustadt vorgesehene Art ist nur bei Spielfilmen angängig. Daneben muß es auch ernste Aufklärungsfilme geben, und zwar Kurzfilme und eigentliche Sexualfilme. Was uns fehlt, ist ein mehr ärztlich gehaltener Film in der Art des österreichischen Aufklärungsfilms 'Schleichendes Gift', in dem in schonungsloser Offenheit die Symptome beider

---

[15]Vgl. Hesse (wie Anm. 14), S. 759f.

großen Geschlechtskrankheiten an Patienten gezeigt werden. Meiner Ansicht nach ist der Film 'Straßenbekanntschaft' als verfehlt abzulehnen, da er die Krankheiten weder dem Publikum klarmacht, sondern im Gegenteil ihre Folgen bagatellisiert. Zum Überfluß wird das Krankenhaus ganz verkehrt als eine Anstalt mit Drill hingestellt. Die Syphilitikerin scheint überhaupt nicht in ärztlicher Kontrolle bzw. ärztlicher Behandlung zu stehen. Die Infektionskette hätte nochmals irgendwie erläutert werden müssen (Anhalten des Films, Schema und Erklärungen durch neutrale Sprache)".[16]

Fachlicherseits war man also in Ostdeutschland - summa summarum - nicht zufrieden mit der Wirkung des Films. Die - allerdings nicht unabhängige - ostzonale Pressekritik wies zwar ebenfalls auf gewisse Schwächen hin, zählte den Film jedoch "zu den stärksten Leistungen der DEFA" (was rein quantitativ betrachtet zu dieser Zeit nicht besonders schwierig war).[17]

In Westdeutschland war die Reaktion ebenfalls nicht einheitlich. Den Vertrieb des ursprünglich nicht zum Einsatz in den westlichen Besatzungszonen vorgesehenen Films übernahm hier die Willi Karp Film GmbH in Düsseldorf. Laut Zensurkarte vom 17. September 1948 ließ die Film Section ISC Branch (Hamburg) den Film zur öffentlichen Vorführung zu, er war allerdings im Westen für Jugendliche verboten.[18]

In Niedersachsen, wo die Geschlechtskrankheiten - vor allem in der Metropole Hannover - nach dem Ende des Krieges ebenfalls ein großes Problem darstellten - hielten offizielle Stellen viel von dem Film. Auf der Rückseite der Zensurkarte der Film Section ist ein Zitat des Niedersächsischen Ministers für Arbeit, Aufbau und Gesundheit aufgeführt, in dem von einer kritischen Distanz etwa in ideologischem Sinne keine Rede ist: "Mein Referent hält den Film für außerordentlich geeignet, auf die sozialhygenische Verbreitung der Geschlechtskrankheiten in einer unauffällig dezenten Weise, aber eindringlich genug, hinzuweisen. Ich bin gerne bereit, im Rahmen der mir zur Verfügung stehenden propagandistischen [sic] Mittel für den Besuch des Films zu werben ... (Gesch. Z.: IY 33 Nr.52/1)".[19]

Konkret ist zum Einsatz des Filmes in Niedersachsen folgendes bekannt: Am 5.4.1949 fand im Sterlinghaus in Hannover die elfte Konferenz des (deutsch-britischen) Gebietsausschusses zur gemeinsamen Bekämpfung von Geschlechtskrankhei-

---

[16]Vgl. Hesse (wie Anm. 14), S. 760.
[17]So das Neue Deutschland; vgl. Ausriß vom 26.4.1948 ohne Quellenangabe im DFA Frankfurt.
[18]Vgl. Kopie der Zensurkarte (DFA Frankfurt).
[19]Vgl. Zensurkarte (wie Anm. 18), Rückseite.

ten statt.[20] U.a. nahm an dieser Sitzung auch der Minister für Arbeit, Wiederaufbau und Gesundheit Dr. Wohlrab teil. Wohlrab erklärte, daß das Ministerium sich den Film "Gift im Blut" beschaffen würde. Der Film sei bereits von Sachverständigen gesehen worden, diese seien der Ansicht, daß er sich als "Anti-VD Propaganda unter der Bevölkerung nicht eigne, sondern mehr für eine medizinische Audienz". Er laufe zweieinhalb bis drei Stunden und ein Arzt müßte Erklärungen dazu geben. Das Ministerium habe sich "an Berlin gewandt, um den sowjetlizenzierten Anti-VD Film 'Straßenbekanntschaft' zu erhalten, der nicht so lang läuft und nicht so fachlich gehalten ist wie der andere Film. Man einigte sich darauf, daß die Konferenz das Ministerium dringend bitten sollte, den Film sobald wie möglich, besonders in der Celler- und Faßberger Gegend laufen zu lassen".

In der zwölften Konferenz des Gebietsausschusses vom 5.7.1949 wurde erneut über "Straßenbekanntschaft" verhandelt.[21] Es wurde mitgeteilt, daß Plakate und Handzettel zur Aufklärung über Geschlechtskrankheiten hergestellt worden seien. Von den 500.000 verfügbaren Handzetteln seien 50.000 in Hannover hauptsächlich für die Besucher des Filmes "Straßenbekanntschaft" ausgegeben worden. Unter dem Tagesordnungspunkt 3 konstatierte Dr. Wohlrab, daß der Film "Gift im Blut", der zuerst in Hannover gezeigt wurde, nun auch im Land Niedersachsen zu sehen sei. "Straßenbekanntschaft" sei in Hannover, Stolzenau, Soltau, Lüneburg, Bruchhausen und in "all places around Celle, but not in Celle itself" aufgeführt worden. Der Minister wurde wiederum dringend aufgefordert, den Film in Celle und in Faßberg zu zeigen.[22] Kritisiert wurde auch, daß der Film über rein kommerzielle Kanäle distribuiert werde.

Ebenso positiv wie die dargestellte Reaktion der Vertreter des niedersächsischen öffentlichen Gesundheitswesens war auch die Bewertung des Films durch den Katholischen Filmdienst: "Wir fassen unser Urteil über diesen Film im Vergleich zu 'Schleichendes Gift' und 'Vom Mädchen zur Frau' relativ positiver. Eine Gefahr des Mißbrauchs ist bei 'Straßenbekanntschaft' im allgemeinen ausgeschaltet. Jene Kreise, die sich an unsittlichen Bildern begeilen wollen, werden enttäuscht. Gegen-

---

[20]Vgl. Niedersächsisches Hauptstaatsarchiv NDS Z 50 Acc 32/65, Nr. 5/III.
[21]Das englischsprachige Protokoll findet sich im Niedersächsischen Hauptstaatsarchiv NSD Acc 32/65, Nr. 5/III.
[22]Aus dem Protokoll zu dem der Geschlechtskrankheitsentwicklung in Celle und in Faßberg gewidmeten Tagesordnungspunkt 4 der 12. Konferenz geht hervor, daß diese Gegend, in der britische und amerikanische Streitkräfte stationiert waren, ein besonderes Problemzentrum darstellte. Es wurde sogar diskutiert, Celle zu einer "closed town" zu machen, um dem "present influx of undesirable women" gegenzusteuern.

den mit reiner Landbevölkerung allerdings werden den Film nicht brauchen, ja, durch ihn gefährdet werden. Industriegebieten dagegen kann er wertvoll sein. Daher wird seine Jugendeignung aus christlicher Sicht individuell geübt werden müssen".[23]

Ansonsten waren die Kritiken des Films in der Westpresse nicht besonders gut. Häufig wurde die "dünne Handlung", die "schematische Milieuschilderung", die "platten Drehbuchdialoge" und die "aufdringlich illustrative Filmmusik" Michael Jarys moniert.[24] Der Film sei - so lautete eines der härtesten Urteile - "tendenziöse Mache".[25] Gelobt wurde neben der guten Absicht des Films, daß zuweilen Großstadtbilder entstanden seien, deren "realistische Nüchternheit guten Dokumentarstil" bedeuteten.[26]

Nichtsdestotrotz war der Film wohl auch beim westdeutschen Publikum ein Erfolg. So wurde er im April 1950 laut der ostdeutschen Landes-Zeitung Schwerin mit großem Erfolg in Frankfurt am Main aufgeführt.[27] Die Aufführung in Freiburg im Breisgau sei so erfolgreich gewesen, daß das Casino-Lichtspieltheater die Laufzeit des Films verlängern mußte.[28] Der Erfolg ist wohl nicht zuletzt dadurch zu erklären, daß das Publikum von den eindeutig auf den erotischen Gehalt abzielenden (von "Aufklärung" war hier nichts zu lesen) Kinoplakaten angelockt wurde.[29]

---

[23]Vgl. Katholischer Filmdienst, 31.3.1950.
[24]Vgl. Münchener Allgemeine, 13.12.1950.
[25]Vgl. Wiesbadener Tageblatt, 19.7.1950.
[26]Vgl. Münchener Allgemeine (wie Anm. 24).
[27]Vgl. Landes-Zeitung Schwerin, 28. April 1950 (Ausriß: DFA Frankfurt).
[28]Vgl. Landes-Zeitung Schwerin (wie Anm. 27).
[29]Ein Kinoplakat aus Hannover ist wiedergegeben in Gunnar Klatt: Entwicklungen und Probleme des öffentlichen Gesundheitswesens in Niedersachsen während der Besatzungszeit 1945-1949 am Beispiel der Stadt Hannover. Unveröff. Magisterarbeit. Universität Hannover 1991, S. 152.

"Das Serum des Humors" - Bemerkungen zu dem Film "Frauenarzt Dr. Prätorius" (1949/50) von Curt Goetz

(Sigrid Stöckel)

1. Entstehung

Der Film "Frauenarzt Dr. Prätorius" hat das 1932 von Curt Goetz geschriebene und nach dem Krieg überarbeitete Theaterstück "Dr. med Hiob Prätorius" als Vorlage. Im nationalsozialistischen Deutschland hatte es zunächst nicht aufgeführt werden können. Das Propaganda-Ministerium hatte verlangt, den Namen "Hiob" aus dem Titel zu entfernen, und Goetz weigerte sich, dieser Forderung zu entsprechen.[1] Dessen ungeachtet konnte das Stück 1934 in Berlin einige Male gespielt werden.[2]

Nach der 1939 erfolgten Emigration in die USA übersetzte Goetz den Stoff ins Englische und versuchte, ihn zu verfilmen. Obwohl mehreren Produzenten die Story gefiel und Colman die Weltrechte erwarb, kam es nicht zur Produktion - u.a. weil die Produzenten den eigenwilligen Schluß des Stücks ungeeignet fanden und Goetz nicht bereit war, ihn umzuarbeiten.[3]

Nachdem Curt Goetz und Valerie von Martens 1946 aus den USA zurückgekehrt waren, erkundigte sich K.J. Fritsche von der Ufa, ob Goetz mit dem "Prätorius" nicht einen ähnlichen Erfolg wie das 1939 fertiggestellte Filmspiel "Napoleon ist an allem schuld" liefern könne, damit "der deutsche Film aufblühe aus den Ruinen!"[4] Der berühmte "Kajot" erhielt die Filmrechte aber nicht, sondern die neugegründete "Film-Aufbau" in Göttingen, die seit Oktober 1946 als dritte Produktionsstätte in der britischen Zone ihre Lizenz bekommen hatte.[5] Sie bestand mit Rolf Thiele, Hans Abich und Fritz Böhmecke aus noch sehr jungen, unerfahrenen Produzenten. Gerade dieser Umstand kam Goetz' zufolge seinem Wunsch entgegen, den Film weitgehend

---

[1]Goetz, Curt/von Martens, Valerie: Wir wandern, wir wandern. Der Memoiren dritter Teil, Berlin 1964, S. 87.
[2]Goetz, von Martens: Wir wandern, S. 88.
[3]Goetz, von Martens: Wir wandern, S. 288-290.
[4]Goetz, von Martens: Wir wandern, S. 290. Frauenarzt Dr. Prätorius, Pressedienst der Herzog-Film GmbH, hrsg. von der Zentral-Presse- und Werbe-Abt. München, S. 7.
[5]Roeber, Georg/Jacoby, Gerhard: Handbuch der filmwirtschaftlichen Medienbereiche. Die wirtschaftlichen Erscheinungsformen des Films auf den Gebieten der Unterhaltung, der Werbung, der Bildung und des Fernsehens, München 1973, S. 209ff.

seinen eigenen Vorstellungen gemäß zu gestalten.[6] Drehbuch und Regie übernahm er gemeinsam mit Karl Peter Gillmann, der bereits an seinem ersten Film "Napoleon" als Mitautor und Regisseur beteiligt gewesen war.[7] Cutter war Fritz Stapenhorst. Die Produktionsleitung hatte Hans Domnick, der sich als Mitbegründer der Göttinger Atelier-Anlagen 1949 selbständig gemacht hatte und nach dem Hundefilm "Amico" mit "Prätorius" den zweiten Film produzierte.[8] Die Dreharbeiten dauerten vom 30. September bis zum 11. November 1949, am 5.1.1950 fand die Uraufführung in den Kammerlichtspielen München statt.[9] Der Vertrieb lag bei der Herzog-Film GmbH München.

2. Inhalt

Der Film beginnt wie ein Krimi. Die Kamera zeigt das Arztschild des Frauenarztes Dr. med. Hiob Prätorius an einer Privatklinik, die in einem Park liegt. Eine Stimme aus dem Off stellt ihn vor als den Mann, der "die Mikrobe sucht, die für die menschliche Dummheit verantwortlich ist". Es sei besser, ihm nicht zu begegnen. Er und sein Faktotum Shunderson (Bruno Hübner), der hinter dem Zaun der Privatklinik sichtbar wird, hätten eine verdächtige Vergangenheit. Doch da fährt der Held der Geschichte, Prätorius selbst, bereits vor, und die Story beginnt.

Der Arzt, gespielt von Curt Goetz (dem man das nicht genau definierbare Alter des Erfolges durchaus glaubt), stürmt in seine Klinik. Schwestern helfen ihm aus dem Mantel und in den Kittel, und eine schwungvolle Visite fängt an. Prätorius betreut seine Patienten vor allem menschlich. Er versucht, einer 83jährigen Patientin nach einer Bauchoperation mit witzigen Bemerkungen die Angst vor dem Sterben zu nehmen, die sie nicht zur Ruhe kommen läßt. Ein kleines etwa fünfjähriges Mädchen versucht er dazu zu bringen, ihren Teller leer zu essen. Als sie darauf besteht, daß er sich zu ihr ins Bett legt, tut er auch das und weist die Schwester unwirsch zurecht, als sie ihn mitten in der Pointe einer witzigen Erzählung unterbricht. Dieser Arzt will vor allem menschlich und humorvoll sein - Autor und Regisseur scheuen nicht

---

[6]Goetz, von Martens: Wir wandern, S. 299.
[7]Frauenarzt Dr. Prätorius, Pressedienst der Herzog-Film GmbH, hrsg. von der Zentral-Presse- und Werbe-Abt. München, S. 9.
[8]Der Neue Film, 24.12.1949.
[9]Domnick-Filmproduktion an das Deutsche Institut für Filmkunde, Wiesbaden, Brief vom 8.4.1952 (Deutsches Filmarchiv Frankfurt).

davor zurück, ihn in der nächsten Szene vor einer kreischenden Putzfrau auf Schmierseife ausrutschen zu lassen.

Ohne daß der Ort der Handlung (die Privatklinik Dr. Prätorius) im Film wechselt, schließt sich eine Hörsaalszene an. Noch im schmierseifenverzierten Kittel betritt Prätorius den Saal, aus dem lautes Singen und Gitarrenspiel klingt. Die Studenten warten auf den Anatomie-Professor und vertreiben sich mit einem moritatenhaften Lied die Zeit. Prätorius unterhält sich mit ihnen über die Interpretation des Liedes. Als er gefragt wird, ob er nicht die Vorlesung anstelle des Anatomen übernehmen könne, hält er ihnen eine flammende Rede über die Schwierigkeiten und Scheußlichkeiten des ärztlichen Berufs. Hauptthema ist der Kampf gegen den Tod und die Begrenztheit der Medizin. Während Prätorius die zur anatomischen Präsentation vorgesehene Leiche einer jungen Frau bis zu den Brüsten entblößt, beklagt er, die Medizin habe zwar das Wunder der Geburt entzaubert, aber selbst die Ärzte als "Leuchten der Wissenschaft" könnten den Tod nicht erklären und nicht verhindern. Der Tod, den er im Patientengespräch als angenehme Erfahrung geschildert hatte, ist hier der Feind - "kleinlich, berechnend, hämisch und übelriechend", dessen "schmutzige Wühlarbeit rückwärts verfolgt" werden müsse. Medizin sei ein ständiger Kampf gegen den Tod, ein Ringkampf mit den Leichen. Wollten ihn die Studenten ihr ganzes Leben lang führen? War das die richtige Aufgabe, insbesondere für die Studentinnen? Nicht nur der Tod, auch die Beschäftigung mit ihm und damit die Medizin selbst stünden dem Leben entgegen. Er ruft insbesondere die Frauen auf, dem Kampf mit dem Tod nicht die Liebe zu opfern, ihren Frohsinn nicht aufzugeben. Fröhlichkeit sei für ihre Kinder wichtiger als "Mütter, die Knochen sägen". Und er schließt seine Rede mit der Aufforderung: "Kriegen Sie Kinder!" Die Form des gesamten Monologs sowie seine szenische Umsetzung ist dabei aus dem übrigen Filmgeschehen herausgehoben. Die Sprache ist literarisch mit rhetorischen Elementen, die Gestik des Dr. Prätorius entspricht einer Führerpose, die durch die Kameraführung, die den Redner einmal in Halbtotale von unten zeigt, verstärkt wird.

Der verspätet eintreffende Anatomie-Professor Spiter (gespielt von Erich Ponto) wertet Prätorius' Rede offenbar als persönlichen Affront. Als Prätorius per Aushang Mitglieder für ein Studentenorchester wirbt, versucht Spiter, die Studenten von der Teilnahme abzuhalten. Die Studentin Violetta (gespielt von Valerie von Martens), die Prätorius persönlich aufgefordert hatte, an den Proben teilzunehmen, wird von Spiter mit den Worten gewarnt, es sei etwas Unseriöses an diesem Menschen. Ihr lächelnder Kommentar: "Das ist das Menschliche, meinen Sie nicht?" faßt das Positive der Prätorius-Figur zusammen.

In der Orchesterprobe nimmt Prätorius den Anatomen gegen die Kritik der Studenten in Schutz. Es stehe ihnen und ihm selbst nicht an, über einen Menschen zu lachen, der selbst noch nie gelacht habe. Als Dirigent versinnbildlicht er in dieser Szene sowohl den künstlerisch begabten Arzt als auch den menschlichen Lehrer, der die Jugend zur Freude und Schönheit des Lebens führt und Erotik als vitale und positive Kraft bezeichnet, die das Leben seelisch erfüllt. Für ihn werde die Schönheit des Lebens am treffendsten durch junge Frauen symbolisiert, für die Frauen möge dies anders sein...

Eine von ihnen, die Studentin Violetta, ist die Hauptperson der nächsten Szene. Violetta sucht den Frauenarzt auf, um festzustellen, ob sie schwanger ist. Er schickt die Schwester nach der Untersuchung aus dem Raum. Die Patientin beruhigt er mit den Worten, es sei alles in Ordnung. Das Gespräch wird zunehmend privater, und er signalisiert, daß er sie interessant findet. Scheinbar nebenbei fordert er sie auf, sich alle zwei Monate untersuchen zu lassen. Sie versteht, daß sie doch schwanger ist, und ist sehr erschrocken. Sie ist nicht verheiratet - was er wußte -, und hat große Angst, ihren Vater mit der Situation zu überfordern. Auf Prätorius' Frage, warum der Vater des Kindes sie nicht heirate, teilt sie ihm mit, sie habe gerade seine Todesnachricht erhalten. Ihre voreheliche Intimität mit diesem Mann beschreibt sie als bewußten Akt, um ihm durch ihre Hingabe Lebensmut und Hoffnung für die Zukunft zu geben - er stand unter dem Eindruck einer Todesahnung und befürchtete, von einer gefährlichen Nordland-Exkursion nicht lebend zurückzukommen. Mit Bestimmtheit fügt sie aber hinzu, sie habe nicht aus Mitleid gehandelt, sondern "ihn gewollt". Ihre uneheliche Schwangerschaft ist aus der Sicht der Gesellschaft dennoch eine moralische Verfehlung, und sie ist verzweifelt, wenn sie an die Konsequenzen denkt. Prätorius versucht, ihr die Situation mit Humor erträglicher erscheinen zu lassen. Väter brauche man eigentlich nur, um schwanger zu werden, später würden sie ohnehin nur stören und den Haushalt durcheinanderbringen. Sie lächelt, aber ihr Problem ist so nicht lösbar. Prätorius fragt sie vorsichtig, ob sie mit der Hoffnung zu ihm gekommen sei, er werde die Schwangerschaft unterbrechen. Dies müsse er ablehnen.

Kurz nachdem sie das Sprechzimmer verlassen hat, knallt ein Schuß - sie hat einen Selbstmordversuch unternommen. In einer sofort anberaumten Operation entfernt Prätorius die Kugel. Shunderson weist ihn darauf hin, daß ihr damit nicht geholfen ist, solange der Grund ihrer Verzweiflung weiterhin besteht. Prätorius, mit der anästhesierten Patientin und dem geöffneten Instrumentenschrank allein, gerät in Gewissenskonflikte. Als er Violetta bei der ersten Visite nach der Narkose mitteilt, ihre Schwangerschaft sei eine Fehldiagnose gewesen, hält der Zuschauer für möglich, daß er einen Abbruch vorgenommen hat.

In der nächsten Szene besucht der Arzt Violettas Vater, um ihn schonend auf die Tatsache vorzubereiten, daß seine unverheiratete Tochter schwanger ist. Ihr Vater, ein Landgeistlicher, läßt Prätorius jedoch kaum zu Wort kommen. Er schwärmt von seiner Tochter, die leider Medizin studiere und in Prätorius verliebt sei. Sogar porträtiert habe sie ihn. Vor dem Porträt fällt ihm die Ähnlichkeit seines Besuchers mit dem Bild auf, und er schlußfolgert, dieser sei gekommen, um ihn um die Hand seiner Tochter anzuhalten. Prätorius' Versuch, dieses Mißverständnis aufzuklären, scheitert am Redeschwall des Vaters. Die nächste Szene ist die Trauung.

Inzwischen häufen sich die Verdächtigungen Spiters gegen Prätorius. Während dieser bei einer ausgelassenen Familienfeier das Zusammenleben mit seiner Frau genießt, erhält er eine Ladung vor den Ehrenrat der Klinik. Er zieht sich offensichtlich verstimmt zurück, seine Frau folgt ihm und versucht, ihn mit der Freude auf ihr gemeinsames Kind zu trösten. Als er darauf besteht, daß der Geburtstermin drei Monate früher liegt, als sie ausgerechnet hat, wird ihr klar, daß sie doch schwanger war und er sie dessen ungeachtet geheiratet hat.

Vor dem Ehrenrat wird ihm Kurpfuscherei vorgeworfen. Nach seiner Approbation hatte er sich als Wunderdoktor niedergelassen und große Heilerfolge erzielt. Er erklärt dem Ehrenrat, diese seien möglich gewesen, weil zu seinen medizinischen Fähigkeiten der Wunderglaube der Klienten hinzugekommen sei und die Wirkung verstärkt habe. Einer fehlbaren Handlung hatte er sich damit aber nicht schuldig gemacht. Der Ehrenrat verdächtigt ihn außerdem, bei Violetta einen Schwangerschaftsabbruch vorgenommen zu haben. Er stellt seinen Kollegen alle Argumente vor, die einen Abbruch hätten moralisch gerechtfertigt erscheinen lassen, da das Leben der Mutter ja tatsächlich durch ihre Suizid-Absichten gefährdet war. Und er fügt hinzu, daß er den Eingriff aus fehlendem Mut dennoch nicht vorgenommen habe. Schließlich wird ihm vorgeworfen, er decke in Shunderson einen Mörder.

Es folgt die unglaubliche Geschichte einer zweifachen Verurteilung. Shundersons Braut hatte ihn angeklagt, seinen eigenen Freund ermordet zu haben, zu dem sie ein Verhältnis hatte und der "verschollen" war. Das Gericht befand auf 15 Jahre Gefängnis. Nach Abbüßung seiner Strafe traf Shunderson diesen Freund und fragte ihn, warum er sich nicht gemeldet habe. Als dieser auf die Frage stumm blieb, erschlug er ihn im Affekt. Das Gericht erkannte auf Mord und ahndete die Tat mit dem Tod durch den Strang. Shunderson wurde zur Sektion freigegeben. Prätorius, der sich von seiner Tanzpartnerin, der Tochter des Anatomie-Professors, eine eigene Leiche erbeten hatte, stellte fest, daß diese noch lebte, erfuhr von Shunderson die Geschichte und ließ statt der Leiche Steine beerdigen. Seitdem lebte Shunderson bei ihm. Auch der dritte Vorwurf erweist sich letztendlich als unbegründet und zeigt nicht nur seine Unschuld, sondern seine menschliche Klugheit und Überlegenheit. Prätorius' Frau Violetta beendet die Szene, indem sie den Ehrenrat für inkompetent erklärt, die Handlungen ihres Mannes zu beurteilen, und ihn erhobenen Hauptes aus dem Raum führt. Im gut besuchten Konzertsaal warten inzwischen Orchester und Publikum auf ihren Dirigenten Prätorius, und mit einem sehr langen "Gaudeamus igitur" endet der Film.

3. Vergleich der Vorlagen

Beide Theaterstück-Fassungen, die 1932 geschriebene "Dr. med. Hiob Prätorius", sowie die nach seiner Rückkehr aus den USA überarbeitete, unterscheiden sich vom Film dadurch, daß es eine kriminalistische Rahmenhandlung gibt: Sherlock Holmes ist gemeinsam mit seinem Freund Watson im 1. Bild damit beschäftigt, die Umstände des tödlichen Verkehrsunfalls zu klären, bei dem Prätorius und seine Frau ums Leben gekommen sind. Shunderson, der bei dem Unfall anwesend war, tritt auf und erzählt die Geschichte von Anfang an. Seine Erzählung wird in den folgenden Szenen gestaltet. Von diesem Rahmen ist im Film als kriminalistisches Stilelement nur die Einführung von Prätorius und Shunderson aus dem Off als geheimnisumwobene Gestalten mit einer dunklen Vergangenheit geblieben. Da Prätorius im Film nicht stirbt, geht es nicht darum, einen Todes- bzw. möglichen Mordfall aufzuklären.

Das 2. Bild ist in beiden Theaterstücken bereits der Anatomie-Hörsaal. Die musikalische Einlage der Studenten stammt aus der zweiten Fassung. Prätorius' Rede ist in beiden Stücken weitgehend identisch. In der Fassung von 1932 nennt er zur Beschreibung der politischen Probleme die international miserable Wirtschaftslage, in der zweiten den Krieg: "Völker wählen sich Regierungen, die sie dann schützen müssen; ... Millionen junger Menschen kämpfen gegen Millionen andere, ohne daß dies von ihnen gewollt wurde". In der ersten Version argumentiert Prätorius stärker gegen die ärztliche Tätigkeit von Frauen, deren natürliche Bestimmung es schließlich sei, Kinder zu gebären. In der zweiten Fassung, der der Film im wesentlichen folgt, ist dieser Punkt etwas abgemildert: Sie sollten gegen den Tod kämpfen, indem sie neues Leben gebären.

Die Visitenszene unterscheidet sich in den beiden Fassungen des Theaterstücks. In der ersten Fassung tritt nach der kleinen Gabi Schmidt und der operierten Großmutter eine junge Frau (Violetta) als Patientin auf, die einen Selbstmordversuch überlebt hat.[10] Der Grund ihres Suizids ist Liebeskummer, schwanger ist sie nicht. In der Neufassung ist als drittes Bild die Sprechzimmerszene des Frauenarztes eingefügt. Der Dialog mit Violetta entspricht weitgehend dem Film, die Szene endet mit ihrem Selbstmordversuch und der Operation. Auch in dieser Fassung folgt die Visitenszene, in der Prätorius seine Selbstmordpatientin Violetta damit beruhigt, sie sei entgegen seiner ursprünglichen Diagnose nicht schwanger.

Die Szene vor dem Ehrenrat ist in beiden Stücken identisch - mit Ausnahme des Vorwurfs, Prätorius habe eine Abtreibung vorgenommen, die nur in der zweiten Version vorkommt. Nach seiner geistreichen Verteidigung verläßt er die Szene, um mit seiner Frau in die Oper zu fahren. Hierbei verunglücken beide.

Beide Fassungen enden mit der Wiederaufnahme der Rahmenhandlung. Holmes fragt Shunderson, wie es zu dem Unfall gekommen sei, und Shunderson berichtet, der Arzt habe über eine Äußerung seiner Frau so lachen müssen, daß er gegen den Baum gefahren sei. Sie hatte zu ihm gesagt, sie wisse, warum er die so verzweifelt gesuchte Mikrobe der menschlichen Dummheit nicht finden könne - er sei zu dumm! In der überarbeiteten Version verrät Shunderson nur dem Publikum, worüber Prätorius so hatte lachen müssen. Holmes muß sich den kriminalistisch geschulten Kopf darüber zerbrechen.

Zwischen beiden Theaterstücken liegt der Zweite Weltkrieg bzw. die Emigration des Autors. Wesentliche Unterschiede wie die Umarbeitung des Schlusses könnten also bereits in der in den USA entstandenen - mir nicht zugänglichen - englischen Fassung enthalten und auf amerikanische Einflüsse zurückzuführen sein. Gerade der Schluß - das Totlachen als Konsequenz eines humorvollen Lebens - ging am Geschmack der Produzenten und ihres Publikums vorbei und wurde beanstandet. Der

---

[10]In der deutschen Fassung wirkt sie wie eine Spanierin, die sich als Sächsin entpuppt, als sie den Mund aufmacht. In der englischen Fassung wird aus ihr eine russische Studentin. Vgl. Pressedienst der Herzog-Film GmbH, hrsg. v d. Zentral- Presse- u. Werbe-Abt., S. 12. Hamburger Allgemeine vom 22.10.1949, "Frauenarzt Dr. med Hiob Prätorius", von Eberhard Wiese.

Autobiographie zufolge hatte sich Goetz aber geweigert, ihn umzuarbeiten.[11] Dies
tat er erst in der Neubearbeitung für das deutsche Publikum, die mit einem Happy-
End schließt. Goetz kommentierte diese Veränderung in seiner Autobiographie in einer kleinen Glosse, in der er sein eigener Filmkritiker ist. Der Autor und Regisseur
Goetz erklärt dem Kritiker Goetz, im Film habe der Verstand dem Gefühl Platz zu
machen: "Wenn das Kinopublikum Herrn und Frau Professor Prätorius liebgewon-
nen hat, ... dann will es nicht zum Schluß diese beiden Menschen mit zerschmetter-
ten Gliedern in irgendeinem Chausseegraben wissen. Diesem natürlichen Instinkt
sich zu beugen, ist mehr wert, als eine literarische, etwas verstaubte Floskel zu ver-
teidigen". Außerdem riskiere er in seinen Stücken die eigene Arbeit, beim Film dagegen fremdes Geld. Der Publikumsgeschmack sei besser als literarisches
"Geniekotzertum", geprägt von gesundem Menschenverstand und anständiger Gesinnung.[12] Hiermit lobte er das deutsche - eben "sein" - Publikum und ging offensichtlich auf die Bedürfnisse der Zeit ein. Nach dem Krieg waren Katastrophen einfach
nicht angesagt. Der Erfolg gab ihm recht.

4. Hauptakzente der Handlung

"Frauenarzt Dr. Prätorius" ist kein eigentlicher Medizin-Film. Thema ist nicht die
Medizin, sondern die Lebensphilosophie des Humors als Medizin im umfassenden
Sinne. Die Hauptfigur ist eine säkulare Heilsperson, ein Mediziner, der seine eigene,
sehr eigenwillige Medizin vertritt und durchaus eine gewisse, wenn auch zurückhal-
tende Medizinkritik übt. In der Rede im Anatomiesaal beschreibt er die Medizin als
entzaubernd und letzten Endes machtlos. Ihre Arbeit ist notwendig, aber schmutzig,
und sie hat ihren Preis: den Frohsinn und die Vitalität, die Liebe und Erotik.

Prätorius' Aufforderung an die Studentinnen, das Medizinstudium zugunsten der
Mutterschaft und der Fröhlichkeit aufzugeben, erscheint insbesondere aus heutiger
Sicht als Angriff gegen die Berufstätigkeit von Frauen und damit gegen Emanzipa-
tion insgesamt. Bei der Interpretation ist zu berücksichtigen, daß dieser Haltung
nicht nur der 'Zurück-an-den-Herd'-Topos zugrundeliegt, sondern Prätorius' - alias
Goetz' - Lob des Vitalimus, des Frohsinns und der Erotik gegen eine Medizin, die
ständig mit den schlimmsten Lebenserfahrungen konfrontiert ist und dabei teilweise
hinter den Ansprüchen der Menschlichkeit zurückbleibt.

---

[11]Goetz, von Martens: Wir wandern, S. 288-290.
[12]Goetz, von Martens: Wir wandern, S. 316f.

Medizin wird von ihm kritisiert als nicht mächtig genug und nicht menschlich genug. Vor dem Ehrenrat erklärt er, in der Rolle eines Kurpfuschers mit seiner naturwissenschaftlichen Therapie erfolgreicher zu sein als`als Arzt, weil die Imagination und der Wunderglaube der Patienten bei der Heilung mitwirke. Medizin allein sei weniger wirksam, weil sie diesen Faktor außer acht lasse.

Die ironische Medizinkritik anhand der Figur des gesundheitsbesessenen Schwagers, die in der ersten Theater-Fassung enthalten ist, wird im Film nicht aufgenommen. Sie ist aber in der Shunderson-Geschichte enthalten, die nicht nur der Jurisprudenz, sondern auch der Medizin regelrecht satirische Züge zuweist: Die Bitte um eine eigene Leiche wird beim Tanz geäußert - vergleichbar der Bitte um ein erneutes Rendez-vous. Entsprechend schickt der Anatomie-Professor den Frischgehenkten "mit ein paar freundlichen Grüßen seiner Tochter". Hier verschwindet Shunderson in einem System, das Menschen zu Objekten degradiert. Die Shunderson-Geschichte zeigt die Brüchigkeit der herrschenden Moral insgesamt. Seine zweifache Verurteilung spricht jedem Rechtsgefühl Hohn. Er steht im Film und in den Theaterstücken als lebender Vorwurf gegen die formale Ethik. Auch nach Violettas Selbstmordversuch ist es Shunderson, der auf die Ungelöstheit ihres Problems hinweist.

Mit dem Thema der unehelichen Schwangerschaft wird ein aktuelles Zeitproblem angesprochen. In nahezu allen Arzt-Filmen dieser Zeit kommt eine uneheliche Schwangerschaft vor, als Nebenhandlung wie in der "Landärztin" oder als Hauptthema in "Frauenarzt Dr. Bertram". Sie impliziert die Frage einer Abtreibung und damit ein medizin-ethisches Problem. Im "Prätorius" wird die befürchtete Schwangerschaft mit dem Allheilmittel Humor behandelt. Einfühlsam aber entschieden vermittelt der Arzt der jungen Studentin, es sei möglich, ein Kind ohne Vater zu bekommen. Violetta geht zwar auf seinen Ton ein und spürt seinen Wunsch, sie zu unterstützen, aber vor ihrer ungebrochenen Verzweiflung wirkt dieser Humor rigide. Als Prätorius' Bemühung das Gegenteil von dem provoziert, was er wollte, und sie den Selbstmordversuch unternimmt, ist Shundersons Einwurf die einzige ernstzunehmende Gegenstimme zu dem Humor, der angeblich alles löst: Wird sie den Selbstmordversuch wiederholen? Der Grund ihrer Verzweiflung ist ja nicht beseitigt. Damit ist diese Szene ein Kontrapunkt zur Allmacht des Humors. Eine Abtreibung wird von Prätorius ernsthaft erwogen, aber abgelehnt. Schließlich beseitigt er nicht die Schwangerschaft, sondern die Ehelosigkeit der werdenden Mutter, indem er sie heiratet. Das ist ebenso geistreich wie weltmännisch-ungewöhnlich, nur leider auf keinen weiteren Fall übertragbar.

In diesem Handlungsstrang liegt der eigentliche Kontrapunkt zum leichten Humor - das Verständnis für menschliche Notlagen, das Prätorius auch gegenüber Shunderson empfindet.

5. Resonanz

1949/50 war die Situation für den deutschen Spielfilm alles andere als leicht. Nach der Währungsreform war die Zahl der Kinobesuche zunächst zurückgegangen.[13] Die Konkurrenz wuchs, da neben deutschen Produktionen zunehmend amerikanische Spielfilme auf den Markt drängten.[14] Im Vergleich zu 1948/49 standen der ungefähr gleichen Besucherzahl im Folgejahr 50% mehr Filme gegenüber. Die Kinos wechselten die Programme schneller, und die Spielmöglichkeiten für jeden Film waren auf weniger Vorstellungen begrenzt.[15]

"Frauenarzt Dr. Prätorius" war dessen ungeachtet ein großer Erfolg. Im Uraufführungstheater, den Kammerlichtspielen München, wurden in 18 Tagen 71 ausverkaufte Vorstellungen gegeben mit Beifall auf offener Szene und begeisterter Zustimmung nach jeder Vorstellung.[16] Am 17. März wurde er in 14 Berliner Erstaufführungstheatern gezeigt.[17]

Angekündigt wurde er als "ein Film der Lebensfreude", als "Lustspielfilm, der mit schlagender Überzeugungskraft beweist, daß Humor in jeder Situation, mag sie auch noch so verfahren sein, die beste Medizin ist".[18] Goetz stelle sich in der "Rolle eines Arztes vor, der seine Patienten mit dem Serum des Humors heilt und seinen Neidern und Widersachern mit liebenswürdigem Spott und feiner Ironie eine gründliche Abfuhr erteilt".[19] Seine Art, in geschliffenen Dialogen "Widersacher und Neider der

---

[13]Filmstatistisches Jahrbuch 1954/55, hrsg. v. d. Spitzenorganisation der Filmwirtschaft e.V., Wiesbaden 1954, S. 111.

[14]Insgesamt waren etwa zu 2/3 der gezeigten Filme ausländischer Herkunft. Vgl. Stettner, Peter: Vom Trümmerfilm zur Traumfabrik. Die "Junge Film-Union" 1947-1952, Hildesheim 1992, S. 81.

[15]Nerlich, Wolfgang: Die finanzielle Lenkung der Spielfilmproduktion, (masch. Diss. TU Berlin), 1953, S. 117.

[16]Meldung vom 2.2.1950, Deutsches Filmarchiv Frankfurt.

[17]Film Bühne vom 17.3.1950, Deutsches Filmarchiv Frankfurt.

[18]Pressedienst der Herzog-Film GmbH, hrsg. v d. Zentral- Presse- u. Werbe-Abt., S. 3.

[19]Pressedienst der Herzog-Film GmbH, hrsg. v d. Zentral- Presse- u. Werbe-Abt., S. 5.

Lächerlichkeit preiszugeben", wurde auch von Journalisten hervorgehoben.[20] "Prätorius" wurde als "eine außerordentlich liebenswürdige, sehr geistvolle Filmkomödie" beschrieben, in der jede "irgendwie snobistisch anmutende Pointe" vermieden worden sei.[21] Gelobt wurde der Streifen als "Meisterfilm eines Weltmannes", "reines, aber bestes Unterhaltungstheater".[22] Der Film zeichne "das Porträt eines Idealarztes, wie er sein soll und in diesem Film in der Verkörperung durch diesen hervorragenden Künstler auch ist!".[23] Sein Widersacher Spiter wird in der Presse-Vorankündigung als ein "sich dem Fortschritt entgegenstellender Universitätsprofessor"[24] bezeichnet.

In den Rezensionen wird leichte Kritik spürbar an der - für heutige Zuschauer schwer erträglichen - "etwas zu ausgedehnten Schlußhymne" und der "etwas zu pathetisch gesteigerten Rede vor den Studenten".[25] Eine Filmanalyse attestierte dem Streifen "ungefähr alle Elemente, (...) die beim Kinopublikum nicht 'ankommen': Bandwurmsätze, mehr Dialog- als Kameraeinstellungen, lange Schicksalserzählungen ohne optische Auflösung und alte, zum Teil uralte Anekdoten"[26]. Dennoch gefalle der Film. Als Gründe für den Erfolg wird in der Analyse hauptsächlich die "Erzeugung, Führung und Steigerung von Gefühlen" genannt, die insbesondere durch die "seelische Gemeinschaft" des Arztes Prätorius mit den übrigen Personen "unabhängig von Lebensniveau und Bildung" hervorgerufen würden.[27] Valerie von Martens schreibt in der gemeinsamen Autobiographie, der "Prätorius" sei ein ganz großer beglückender Erfolg gewesen, das Publikum habe geweint. In einigen Kinos hätten Zuschauer den Vorführer dazu bewegt, die letzte Filmrolle nochmals vorzuspielen.[28] Thomas Mann soll geäußert haben, Goetz sei mit diesem Film mehr an die Herzen der Deutschen gelangt, als er selbst.[29]

---

[20]Schwäbische Zeitung, 3.3.1950.
[21]Der Neue Film, 16.1.1950.
[22]Westfalen-Zeitung, 21.1.1950.
[23]Pressedienst der Herzog-Film GmbH, hrsg. v d. Zentral- Presse- u. Werbe-Abt., S. 5.
[24]Pressedienst der Herzog-Film GmbH, hrsg. v d. Zentral- Presse- u. Werbe-Abt., S. 8.
[25]Der Neue Film, 16.1.1950.
[26]Opfermann, H.C.: Frauenarzt Dr. Prätorius. Nach dem Bühnenstück "Dr. med. Hiob Prätorius" von Curt Goetz. Filmanalyse V: Sonderdruck aus der Fachzeitschrift 'der erfolgreiche Film' (Deutsches Filmarchiv Frankfurt).
[27]Opfermann, Frauenarzt Dr. Prätorius, S. 5 u. S. 9.
[28]Goetz, Von Martens: Wir wandern, S. 302.
[29]Goetz, Von Martens: Wir wandern, S. 303.

Selbst in den USA erregte der Film Aufsehen. Jeder Streifen mußte das Hays-Office, eine Art Zensurbehörde, passieren. Als Goetz den "Prätorius" 1950 dort vorstellte, waren die Herren so begeistert, daß die '20th Century Fox' ihm einen Vertrag um die Rechte für 100.000 Dollar anbot. Nachdem Goetz der Filmgesellschaft das Zugeständnis abgerungen hatte, daß die Rechte der deutschen Fassung weiterhin unangetastet blieben, war das Geschäft perfekt. Die 'Fox' produzierte eine amerikanische Version.[30]

Gemeinsam mit den Filmen "Nachtwache" und "Epilog" wurde der "Prätorius" 1950 für die Biennale in Venedig vorgeschlagen und angenommen.[31] Auch in Venedig kam es während der Vorführung zu Beifallsbekundungen.[32] In Berlin, Düsseldorf, Hamburg, Hannover und Frankfurt/Main war der "Prätorius" nach dem "Dritten Mann" der am häufigsten gezeigte Streifen.[33]

"Frauenarzt Dr. Prätorius" verband gute Unterhaltung mit einem in der damaligen gesellschaftlichen Situation überaus angenehmen Angebot zur Identifikation. Humor und Menschlichkeit werden als Werte dargestellt, die allem übergeordnet sind. Das ist weniger Medizinkritik als vielmehr eine Form von Kulturkritik. Sie war nach dem politischen und moralischen Zusammenbruch leichter zu akzeptieren als die politische Analyse - die Frage nach Schuld, Leid und Reue. Der Film bot mit seiner Hauptfigur eine Identifikationsmöglichkeit mit Menschlichkeit, Humor, Witz und einen guten Anteil Unbotmäßigkeit, die zwar angegriffen wird, aber letztlich siegt.

---

[30]Goetz, Von Martens: Wir wandern, S. 312-314.
[31]Norddeutsche Zeitung Hannover, 5.7.1950, Badisches Tageblatt Baden-Baden, 12.8.1950.
[32]Goslarer Zeitung, 31.8.1950.
[33]Goslarer Zeitung, 31.8.1950.

"Antiseptisches aus Babelsberg"[1] - Bemerkungen zum DEFA-Spielfilm "Semmelweis - Retter der Mütter" (1950)

(Michaela Triebs)

"Unser Film soll dem großen Menschenfreund und Revolutionär Semmelweis ein Denkmal setzen. Denn auch er gehört zu den Bahnbrechern einer neuen Zeit." So zitiert eine Vorankündigung, veröffentlicht in "Der neue Film", die Absicht der Drehbuchautoren Joachim Barckhausen und Alexander Graf Stenbock-Fermor. Wie es weiter in dem am 24. Dezember 1949 veröffentlichten Zeitungsartikel heißt, habe zu diesem Zeitpunkt der genaue Titel des Films noch nicht festgestanden.[2] Die Rede ist von dem am 2. Juni 1950 uraufgeführten DEFA-Film "Semmelweis - Retter der Mütter".

Wer letztendlich den Anstoß zur Produktion dieses Films gab, ist unbekannt. Gedreht wurde er - so ist dem Vorspann zu entnehmen - anläßlich des 250. Geburtstages der Akademie der Wissenschaften. Daß man gerade Semmelweis als DEFA-Helden auswählte, legte nicht nur seine Herkunft aus dem "sozialistischen Bruderland" Ungarn nahe,[3] auch zwei "Jubiläen" ließen sich damit verbinden: Zum einen hatte Semmelweis vor ca. 100 Jahren, nämlich im Jahre 1847, die Ursache des Kindbettfiebers entdeckt, zum anderen jährte sich die Revolution von 1848 zum hundertsten Mal. Dies läßt darauf schließen, daß der Semmelweis-Film vor 1948 konzipiert worden war.

Gedreht wurde der Film ausschließlich in den Babelsberger Filmstudios. Das Filmbild wurde unter Mithilfe des Architekten Emil Hasler gestaltet, der die Straßenzüge des alten Wien zum Teil täuschend echt nachbildete.

---

[1] So der Titel einer Filmkritik, am 15. Juni 1950 veröffentlicht in "Die Zeit".
[2] Vgl. den Artikel "Georg C. Klaren dreht Semmelweis-Film. Gewidmet dem Retter der Mütter", in: Der neue Film, 24.12.1949.
[3] In Ungarn selbst war schon 1939 ein Film unter der Regie von Andre De Toth auf die Leinwand gekommen, doch darf vermutet werden, daß diese Produktion keinen größeren internationalen Bekanntheitsgrad erreichte. Nähere Informationen zu diesem Film waren nicht zu erlangen. Nachgewiesen ist er in: Goble, Alan (Hrsg.),The international film index 1895-1990, London/Melbourne/München/New Jersey 1991. - Im deutschsprachigen Raum war schon vor 1949 zweimal der letztlich nicht realisierte Versuch unternommen worden, das Leben des Arztes Ignaz Philipp Semmelweis zu verfilmen, und zwar von der CCC in Berlin und von der Wiener Pabst-Kiba-Produktion; vgl. dazu Der neue Film, wie Anm. 2.

Das Drehbuch stammt, wie schon eingangs erwähnt, von Joachim Barckhausen und Alexander Graf Stenbock-Fermor.[4] Barckhausen ist u. a. bekannt als Autor des Romans "Ohm Krüger", der Vorlage zum gleichnamigen NS-Film von 1941.[5] Stenbock-Fermor war der Sohn eines zaristischen hochadeligen Offiziers und Großgrundbesitzers.[6] Er kämpfte 1918/19 in der Baltischen Landeswehr gegen die Rote Armee, arbeitete Ende 1922 als Werkstudent und Bergmann in einer Hamborner Zeche[7] und war zwischen 1924 und 1927 Lokalreporter in Mecklenburg, Buchhändlerlehrling in Hamburg und Verlagsangestellter in Jena. Seit 1928 lebte er als freier Schriftsteller in Berlin und war Mitarbeiter der Frankfurter Zeitung. In dem Buch "Deutschland von unten. Reise durch die proletarische Provinz" entwarf er ein Bild von der sozialen Lage um 1930. Wegen seines Engagements in der KPD wurde er 1933 drei Monate inhaftiert. Er lebte anschließend in Hamburg und Berlin unter ständiger Gestapo-Aufsicht und wurde, um als Autor weiter arbeiten zu können, Mitglied der Reichsschrifttumskammer. Nach Kriegsende war er kurze Zeit Oberbürgermeister von Neustrelitz, lebte ab 1946 in West-Berlin und schrieb dann zahlreiche Drehbücher für die DEFA und das Fernsehen.

Regie führte der im NS-Filmwesen - hier allerdings als Drehbuchautor - schon profilierte Georg C. Klaren.[8] Seit 1925 war er beim Film tätig und verfaßte zahlreiche (angeblich 150) Drehbücher. 1944 befand er sich unter den 77 zugelassenen Filmautoren. Bei Gründung der DEFA wurde Klaren als einziger Parteiloser, der eine führende Position besetzte, Chefdramaturg.[9] Als Regisseur trat er bei der DEFA erstmals 1947 mit dem Film "Wozzek" auf den Plan.

---

[4] Als eine Art "Buch zum Film" ist das Drehbuch 1950 beim Deutschen Filmverlag Berlin erschienen. Wie es im Nachwort heißt, hätten die Autoren die "Urform gewählt, so wie sie von ihnen für den Film abgeliefert wurde", wodurch sich "einige Stellen des Buches von dem fertigen Film wesentlich unterscheiden". Vgl. Barckhausen, Joachim und Stenbock-Fermor, Graf Alexander, Semmelweis. Retter der Mütter, Berlin 1950, S. 155.

[5] Vgl. Drewniak, Boguslaw, Der deutsche Film 1938-1945. Ein Gesamtüberblick, Düsseldorf 1987, S. 337.

[6] Vgl. Killy, Walter (Hrsg.), Literatur Lexikon, Gütersloh/München 1991, Bd. 11, S. 171 und Theweleit, Klaus, Männerphantasien, Hamburg 1980, Bd. 1, S. 146-148.

[7] Seine Erfahrungen dort schilderte er in dem 1928 veröffentlichten Buch "Meine Erlebnisse als Bergarbeiter".

[8] Vgl. hierzu Drewniak, wie Anm. 5, S. 143 und die DEFA-Begleitbroschüre zum Film (Deutsches Filmarchiv Frankfurt).

[9] Vgl. Kersten, Heinz, Das Filmwesen in der sowjetischen Besatzungszone Deutschlands, Bonn/Berlin 1963, S. 9.

Auf die Darsteller des Films sei hier nur kurz eingegangen. Die Hauptrolle des Semmelweis wurde mit Karl Paryla vom Wiener Burgtheater besetzt.[10] In einer weiteren Hauptrolle, die der befreundeten Arztfrau Steffi Lanthaler, ist Angelika Hauff zu sehen, die an österreichischen Bühnen gearbeitet hatte.[11] Führende Rollen übernahmen auch Käthe Braun[12] vom Münchener Staatstheater als Semmelweis' zukünftige Frau und Camilla Spira als schwangere Gattin des Storchenwirts.[13]

"Semmelweis - Retter der Mütter" war der 32. Film der DEFA seit ihrer Gründung im Jahr 1946. Am 17. Mai dieses Jahres erhielt die DEFA die sowjetische Gründungslizenz. Zum Anlaß der Überreichung der Lizenzurkunde führte der politische Berater der Sowjetischen Militär-Administration (SMA), Oberst Sergej Tulpanow, die ideologischen Gründungsziele der DEFA an: "Die Filmgesellschaft DEFA hat wichtige Aufgaben zu lösen. Die größte von ihnen ist der Kampf für den demokratischen Aufbau Deutschlands, das Ringen um die Erziehung des deutschen Volkes, insbesondere der Jugend, im Sinne der echten Demokratie und Humanität, um damit Achtung zu wecken für andere Völker und Länder. Der Film als Massenkunst muß eine scharfe und mächtige Waffe gegen die Reaktion und für die in der Tiefe wachsende Demokratie, gegen den Krieg und den Militarismus und für Frieden und Freundschaft aller Völker der ganzen Welt werden."[14] In die erste Phase der Spielfilmproduktion der DEFA, die sogenannte "antifaschistisch-demokratische Periode" (1946-1949)[15] fiel auch die Produktion des Semmelweis-Streifens. Er gehört zu einer Serie historischer Filme, in denen sich die DEFA "über die antifaschistische Aufklärung hinaus schon in ihren Anfängen um die Förderung eines neuen Geschichtsbewußtseins sozialistischer Prägung" bemühte.[16] Erste Filme dieser Art waren der zur Jahrhundertfeier der Revolution gedrehte Film "Und wieder 48", der die Auseinandersetzung um die 48er Revolution unter den Studenten der Humboldt-Universität thematisiert und der Film "Die Buntkarierten" (1949), der die Geschichte ei-

---

[10]Vgl. Begleitbroschüre, wie Anm. 8.

[11]Vgl. Begleitbroschüre, wie Anm. 8.

[12]Vgl. Begleitbroschüre, wie Anm. 8.

[13]Vgl. Begleitbroschüre, wie Anm. 8 und Drewniak, wie Anm. 5, S. 979. - In weiteren Rollen: Herbert Hübner (Direktor Klein), Eduard von Winterstein (Prof. Rokitansky), Herbert Wilk (Dr. Lanthaler jun.), Walter Werner (Dr. Lanthaler sen.), Klaus Miedel (Dr. Meier), Friedrich Maurer (Dr. Michaeli), Karl Hellmer (Toni Hochleitner), Gudrun Genest (Therese), Erwin Biegel (Jellinek), Franz Weber (Hofrat Cibulka), Wolfgang Kühne (Kaiser Ferdinand), Theodor Vogeler (Louis Pasteur).

[14]Vgl. Kersten, wie Anm. 9, S. 8f.

[15]Vgl. Kersten, wie Anm. 9, S. 59.

[16]Vgl. Kersten, Heinz, Entwicklungslinien, in: Film in der DDR. Reihe Film 13, München/Wien 1977, S. 20f.

ner Proletarierin vom Ende des vorigen Jahrhunderts bis in die Nachkriegszeit erzählt. Es folgten historisch-biographische Filme wie "Die blauen Schwerter" (1949)
über den die absolutistische Fürstenherrschaft anprangernden Porzellanerfinder Bött-
ger und 1950 "Semmelweis - Retter der Mütter".

Uraufgeführt wurde der Semmelweis-Film am 2. Juni 1950, und zwar lief er gleichzeitig mit der (Ost-)Berliner Uraufführung (DEFA-Theater Kastanienallee und Ci-
nema Nürnberger Straße) in Westdeutschland an.[17]

Nun zum Inhalt des Films: Die erste Einstellung zeigt eine Ansicht der Stadt Wien
mit der Aufschrift "Wien 1847". In Wien tanzen die Reichen in einem Palast zu
Walzerklängen, wie die nächste Einstellung zeigt. Den Kontrast bilden die Armen
auf der Straße, so auch eine Mutter mit ihrer schwangeren Tochter auf dem Weg in
die Wiener Gebärklinik. Bei Einlaß erfahren sie, daß es schon zu spät ist für die
Aufnahme in der bei den Wöchnerinnen wegen der geringeren Sterblichkeit beliebte-
ren Hebammen-Abteilung. Die Frau wird schließlich in die Ärzte-Abteilung der Klinik aufgenommen. In der nächsten Szene wird gezeigt, wie eine Frau am Kindbettfieber stirbt und der Priester und sein Ministrant unter "Glöckchenläuten" eintreten
und die Sterbenssakramente austeilen - eine Schlüsselszene im Film, die sich mehr-
mals wiederholt. Semmelweis, der junge Assistent in der Ärzte-Abteilung, ist ent-
setzt. Dies kommt auch in einem Gespräch bei einer anschließenden Obduktion mit
seinem Chef Michaeli zur Sprache.

In der gegenüber der Gebärklinik liegenden Kneipe, dem "Storchenkeller", wird das
Problem der Wöchnerinnensterblichkeit unter dem "Volk" diskutiert, während im
Hintergrund die Melodie des Liedes "O, du lieber Augustin, alles ist hin" ertönt. Es
wird deutliche Kritik an der Ärzteschaft und an der Obrigkeit laut. Ein Gast bezeichnet den gerade hereinkommenden Michaeli als Mörder. Vom schlechten Gewissen
gequält, bringt sich Michaeli noch am selben Abend um.

In der Folge wird der Fall Michaeli in einer Ärzte- und Professorenrunde der Gebärklinik diskutiert. Anwesend sind neben Semmelweis der reaktionäre Gynäkologie-
Professor Klein, der Professor für pathologische Anatomie Rokitansky, Kleins Assistent Dr. Meier und Professor Lanthaler, Leiter der Hebammen-Abteilung. In der

---

[17]Vgl. Artikel "Semmelweis, deutsch", in: Vorwärts, Berlin, 5. Juni 1950. - In
Westdeutschland erhielt der Film 1952 - die Gründe dafür sind nicht bekannt - den Titel
"Stunde der Entscheidung"; vgl. einen nicht näher gekennzeichneten Zeitungsausriß im
Deutschen Filmarchiv Frankfurt.

Diskussion gibt es zwei Lager: 1) Klein und Meier, die Michaelis Handlung und seinen Abschiedsbrief als Schuldbekenntnis werten, das die ärztliche Standesehre aufs Spiel setzt. 2) Semmelweis, Rokitansky und Lanthaler, die sich wie Michaeli für das Sterben der Wöchnerinnen verantwortlich fühlen, allen voran natürlich Semmelweis. Als Nachfolger von Michaeli beschließt er, die Ärzte-Abteilung vorübergehend zu schließen, um zu erforschen, warum das Kindbettfieber nur in der Ärzte- und kaum in der Hebammen-Abteilung auftritt. Nach dem Vorbild der Hebammen-Abteilung gestaltet er seine Klinik um (Vorhänge, Blumen, neue Bettwäsche etc.), natürlich nicht ohne sich die Kritik seines Kontrahenten Klein zuzuziehen: "Ist doch schließlich kein Privatsanatorium. Zu Haus werden die Leute ja auch ohne Gardinen auskommen." Die Ärzte-Abteilung wird neu eröffnet. Wie zuvor pendeln die Ärzte jedoch zwischen Seziersaal und Wöchnerinnenstation. Nach erneuten Todesfällen werden die Studenten vom Untersuchen der Wöchnerinnen ausgeschlossen. Weder die Umgestaltung der Ärzte-Abteilung noch der Ausschluß der Studenten konnten letztendlich die Zahl der Todesfälle reduzieren.

Trotz dieser Mißerfolge hat man im Hause Lanthaler Zutrauen zu Semmelweis: Steffi Lanthaler, die schwangere Frau von Semmelweis' Freund, Lanthaler junior, entscheidet, daß Semmelweis sie entbinden solle. Nach anfänglichem Zögern willigt Semmelweis schließlich ein. Er vermutet, das Kindbettfieber sei eine reine Spitalskrankheit. Doch auch Steffi stirbt, ein dramatischer Höhepunkt im Film. Semmelweis macht sich größte Vorwürfe, er geht einsam und verlassen zur Kaimauer (Wiederholung des Bildes beim Selbstmord von Michaeli). Doch Marie, die Schwester Steffis und inzwischen Semmelweis' Geliebte, holt ihn wieder zurück.

Noch ein weiteres Mitglied der Familie Lanthaler stirbt an dem Fieber, und zwar der alte Lanthaler, der sich bei der Sektion Steffis in den Finger schneidet. Die Sektion Lanthalers nimmt Rokitansky vor. Man kommt zu dem Schluß, daß bei Lanthaler dieselben Befunde vorliegen, wie bei einer am Kindbettfieber verstorbenen Wöchnerin, daß es sich also um dieselbe Krankheit handelt. Anschließend, während einer Unterhaltung der Studenten über das Händereinigen, wird Semmelweis plötzlich der Zusammenhang klar. Es sind die "Anatomiehände", die das Leichengift auf die Wöchnerinnen übertragen. Als Konsequenz dieser Erkenntnis ordnet er das Händewaschen mit Chlorkalk an.

Empört über Semmelweis' Methode, hat Professor Klein die führenden Wiener Ärzte zu einer Besprechung gebeten. Rokitansky und Lanthaler sind der Einladung nicht gefolgt. Man beschließt, Semmelweis Einhalt zu gebieten und geeignete

Schritte bei den höheren Instanzen einzuleiten. Semmelweis indes kann mit seiner Methode schnell Erfolge verbuchen: Anhand einer Tabelle zeigt er seinen Studenten den Rückgang der Sterblichkeit in der Wiener Gebärklinik. Klein und der von ihm eingeschaltete Hofrat Cibulka glauben Semmelweis nicht. Man verlangt von ihm, Kontrollversuche anzustellen. Semmelweis protestiert: "Bitte Herr Professor, welche von diesen Frauen soll ich umbringen. Wer soll mit sauberen Händen berührt werden und wen soll ich mit Leichengift infizieren?". Ein angekündigter Vortrag Semmelweis' wird kurzfristig vor den Eingangstoren der Wiener Ärztegesellschaft abgesagt. Es wird verkündet, daß der Vortrag "aufgrund der Verfügung seiner Exzellenz des Herrn Kaiserlichen Polizeiministers zum Schutz der Öffentlichkeit vor Aufwiegelung durch subversive Elemente untersagt" worden sei.

Als weitere Schikane "von oben" wird Semmelweis' Antrag auf frische Wäsche abgelehnt. Semmelweis spricht in dieser Sache persönlich beim Hofrat von Cibulka vor. Dieser wiederum verhandelt mit dem Kaiser über die Angelegenheit. Der Kaiser erscheint hier als senile Witzfigur, die die Zusammenhänge nicht begreift. Er repräsentiert ein überkommenes System in seinen letzten Zügen. Und schon beginnt auf den Straßen die 1848er Revolution. Metternich ist gestürzt. Es werden Massenszenen von Arbeitern und Studenten gezeigt, die unter Trommelwirbeln durch die Straßen ziehen. Die Bilder vom Revolutionsgeschehen werden abrupt beendet. Einer eingeblendeten Schrift ist zu entnehmen: "Im Herbst 1848 wurde die Wiener bürgerliche Revolution von den Kanonen der Habsburgischen Reaktion niedergeschlagen". Semmelweis nimmt Anteil an dem Geschehen, indem er den Verletzten ärztliche Hilfe leistet. Klein und Meier triumphieren. "Ihr" reaktionäres Regime hat gesiegt.

Die Filmhandlung wird 1864, sechzehn Jahre später, fortgesetzt. Gründe für Semmelweis' Abschied aus Wien werden nicht genannt. Semmelweis befindet sich mit Marie - inzwischen seine Ehefrau - und einem gemeinsamen Kind in Budapest, wo er als Leiter einer Gebärklinik Hebammen ausbildet. Semmelweis ist sichtlich gealtert. Er grämt sich, daß seine Kollegen ihm noch immer die wissenschaftliche Anerkennung verweigern. In Wien beschließen die alten Freunde, Lanthaler junior und Rokitansky, einen Kongreß stattfinden zu lassen, wo Semmelweis öffentlich sprechen soll. Noch bevor Semmelweis zum Kongreß nach Wien fährt, wird er in Budapest von Louis Pasteur besucht, der Semmelweis als Vorläufer für seine Bakterientheorie würdigt. In Wien trifft Semmelweis verspätet ein. Er ist schwerkrank, da er sich bei einer Sektion die Hand verletzt hatte. Mühsam schleppt er sich zum Katheder. Anstatt eines wissenschaftlichen Vortrages hebt er die Hand zum Schwur und beginnt, den von ihm in Budapest geprägten Hebammeneid zu sprechen. Darauf sinkt er zusammen. Rokitansky bemerkt abschließend: "Der Kampf um die Wahrheit hat Ignaz Philipp Semmelweis getötet, aber wofür er gekämpft und gelitten hat, das wird ihn überdauern".

Der Film schließt nach einem abrupten Szenenwechsel: In einer modernen Geburtsklinik in den 50er Jahren des 20. Jahrhunderts fragt ein ca. sechsjähriger Junge seine Mutter: "Mutti, wer war denn der Mann dort?" Er zeigt auf eine Büste mit der Aufschrift: "Semmelweis. Retter der Mütter".

Insgesamt lehnt sich der Film relativ eng an das Leben des historischen Semmelweis an. Auf der Suche nach einer Vorlage für das Drehbuch wurden Biographien von Hegar (1882)[18], Bruck (1887)[19], Grosse (1898)[20], Schürer von Waldheim (1905)[21] und Podach (1947)[22] sowie biographisch-literarische Werke von v. Berger (1904)[23] und Malade (1924)[24] durchgesehen. Doch kommt keines dieser Werke als alleinige Vorlage in Betracht. Die Drehbuchautoren zogen wahrscheinlich mehrere solcher Biographien, und mit einiger Sicherheit auch das autobiographisch gefärbte Hauptwerk Semmelweis', die "Aetiologie"[25] heran.

---

[18]Vgl. Hegar, Alfred, Ignaz Philipp Semmelweis. Sein Leben und seine Lehre, zugleich ein Beitrag zur Lehre der fieberhaften Wundkrankheiten, Freiburg i. B. und Tübingen 1882.
[19]Vgl. Bruck, Jacob, Ignaz Philipp Semmelweis. Eine geschichtlich-medicinische Studie, Wien und Tschechen 1887.
[20]Vgl. Grosse, Johannes, Ignaz Philipp Semmelweis, der Entdecker der Ursache des Kindbettfiebers, Leipzig und Wien 1898.
[21]Vgl. Schürer von Waldheim, Fritz, Ignaz Philipp Semmelweis. Sein Leben und Wirken. Urteile der Mit- und Nachwelt, Wien und Leipzig 1905.
[22]Vgl. Podach, E. F., Ignaz Philipp Semmelweis, Berlin/Leipzig 1947. Dieses Werk steht dem Drehbuch ideologisch sehr nahe.
[23]Vgl. Berger, Baron Alfred von, Semmelweis und andere Geschichten. Novellen, Berlin 1904.
[24]Vgl. Malade, Theo, Semmelweis. Der Retter der Mütter. Der Roman eines ärztlichen Lebens, München 1924. Wahrscheinlich wurde der Titel des Films von Malades Romanbiographie übernommen.
[25]So sind einzelne Szenen (z. B. die des "Glöckchenzugs" des Priesters bei der letzten Salbung) der "Aetiologie" sehr eng nachempfunden. Vgl. Semmelweis, Ignaz Philipp, Die Aetiologie, der Begriff und die Prophylaxis des Kindbettfiebers, Pest, Wien und Leipzig 1861, in: Semmelweis' gesammelte Werke, herausgegeben und zum Theil aus dem Ungarischen übersetzt von Dr. Tiberius von Györy, Jena 1905 (unveränderter Nachdruck Wiesbaden 1967), hier S.118f.

Trotz der relativ engen Anlehnung des Films an den historischen Semmelweis wurde natürlich manches im Detail geändert, verfälscht oder völlig frei erfunden. So entsprach dem Wiener Arzt Michaeli im Film historisch der Kieler Gynäkologieprofessor Gustav Michaelis. Dieser hatte sich nach dem Bekanntwerden der Entdeckung Semmelweis', weil er sich die Mitschuld am Tod seiner am Kindbettfieber verstorbenen Cousine gab, vor einen Zug geworfen.[26] Jene Cousine war wohl das Vorbild für Steffi Lanthaler im Film. Bei der Person des alten Lanthaler im Film, der sich bei der Sektion seiner Schwiegertochter in den Finger schneidet und an Pyämie stirbt, handelt es sich um eine weitere personelle "Verschiebung". Lanthaler hat seine historische Entsprechung in dem Wiener Gerichtsmediziner Kolletschka.[27] Als Beispiel für eine örtliche Transferierung einer historisch belegten Handlung läßt sich der Hebammeneid anführen, den Semmelweis im Film kurz vor seinem Tod in Wien schwört. Semmelweis hat wohl in Budapest vor dem versammelten Professorenkollegium, anstatt einen geplanten Vortrag zu beginnen, den Eid gesprochen.[28] Auch der Antrag auf neue Wäsche für die Wöchnerinnen wird im Film nach Wien verlagert, in Wirklichkeit wurde er erst in Budapest gestellt.[29]

Neben diesen leichten Abänderungen gibt es auch völlig frei erfundene Szenen. So fand die Begegnung zwischen Pasteur und Semmelweis nachweislich nicht statt. Die anfallsartige Todesszene im Film entspricht auch keineswegs der historischen Überlieferung. Semmelweis starb in Wien-Döbling im Irrenhaus. Doch sollte der Held dem Filmzuschauer nicht als verlassener Irrer im Gedächtnis bleiben.

Lassen sich die veränderten und auch manche der frei erfundenen Szenen noch als filmdramaturgische Notwendigkeiten erklären, um z. B. die Handlung auf Wien zu konzentrieren oder eine Kohärenz der Handlung herzustellen, so gibt es auch Verfälschungen im Film, die als politisch-ideologische Tendenz zu deuten sind: So wurde die Zeit der Entdeckung Semmelweis' - historisch datiert auf das Jahr 1847 - einfach durch einen kleinen Kunstgriff zusammengelegt mit der Zeit der 48er Revolution.[30] Weiterhin fand der im Film durch die Reaktion verhinderte öffentliche Vortrag vor

---

[26]Vgl. Semmelweis, Aetiologie, wie Anm. 25, S. 272f.
[27]Vgl. Semmelweis, Aetiologie, wie Anm. 25, S. 129-131.
[28]Vgl. Schürer von Waldheim, wie Anm. 21, S. 219f.
[29]Vgl. Schürer von Waldheim, wie Anm. 21, S. 122.
[30]In der im Film gezeigten Tabelle, die den drastischen Rückgang der Müttersterblichkeit demonstriert, wurden die in der "Aetiologie" erstmals veröffentlichten Originalzahlen zwar übernommen, aber einer anderen Zeit zugeordnet; vgl. Semmelweis, Aetiologie, wie Anm. 25, S. 131.

der Wiener k.k. Gesellschaft tatsächlich statt.[31] Des weiteren wird Semmelweis' engagierter Einsatz für die wissenschaftliche Neuerung entgegen der Lehrmeinung der Autoritäten[32] in engen Zusammenhang gebracht mit einer vermeintlichen aktiven Teilnahme an der Revolution. Historisch belegt ist zwar, daß Semmelweis der Nationalgarde beitrat, doch meint Antall, ein neuerer Biograph, zu seiner Beteiligung am Revolutionsgeschehen: "Hätte Semmelweis in dieser Phase aktiver an den Ereignissen teilgenommen, dann hätten die Verkörperer der Reaktion, Rosas und Klein, leichtes Spiel gehabt, mit den Reformern - unter ihnen in erster Linie Semmelweis - abzurechnen."[33] So gilt also im historiographischen Diskurs Semmelweis' Teilnahme an der 48er-Revolution als nicht bewiesen. Im DEFA-Film wird verständlicherweise eine solche aktive Teilnahme suggeriert: Semmelweis ist der Prototyp des Revolutionärs, der sich gegen die medizinischen (Klein und Meier) und die politischen Autoritäten (Hofrat, Kaiser, Metternich) im Sinne eines Sozialreformers auflehnt. Unterstützend stehen ihm dabei die Familie Lanthaler, Professor Rokitansky und die liberalen Studenten zur Seite.

Dabei wird Semmelweis auch als klassenkämpferischer Arzt der Armen dargestellt. Er bezieht z. B. bei einem Hausbesuch deutlich Stellung: "Wenn man sieht, wie manche Leute hausen. Der Dreck und das Elend." Sein Kollege Lanthaler antwortet: "Da könnte ich Dir aus meiner Praxis noch ganz anderes Elend zeigen. - Was kann unsereiner schon dagegen tun." Semmelweis antwortet engagiert: "Ja Hans, wir müssen etwas dagegen tun. Oder soll das ewig so weitergehen?" So erscheint Semmelweis als Verbündeter der Armen, als Retter der armen Mütter, deren Männer in einer Kneipenszene auch selbst mit folgenden Parolen zu Wort kommen: Erster Gast: "A Schand is mit uns arme Leut. Da heißt's unsere Frauen sollen in die Klinik. Da können sie ihre Kinder unter ärztlicher Aufsicht auf die Welt bringen. Alles piekfein und gratis. Und wie sieht die Wirklichkeit aus?" Zweiter Gast: "Herumgedoktert wird mit denen. Wie die ganze Obrigkeit mit uns herumdoktert. Die doktern noch das ganze Volk zugrund." Erster Gast: "Die hohen Herrschaften, die sich ihre Herren Professoren ins Haus kommen lassen, na, denen passiert nichts, aber die armen Weiber da drüben, die sind grad gut genug, damit die Herren Mediziner sie, wenn sie gestorben sind, zerschneiden."

---

[31]Und zwar wurde der Vortrag in drei Teilen, am 15. Mai, 18. Juni und 15. Juli 1850, gehalten. Vgl. Schürer von Waldheim, wie Anm. 21, S.68-79.
[32]Semmelweis' Wissenschaftsverständnis entgegen der Lehrmeinung der Autoritäten äußert im Film sich wie folgt: "Wer es mit der Wissenschaft ernst meint, der darf nichts ungeprüft lassen und wenn es von den größten Autoritäten kommt."
[33]Vgl. Antall, József, Ignaz Semmelweis (1818-1865), in: Engelhardt, Dietrich von und Hartmann, Fritz, Klassiker der Medizin, Zweiter Band, München 1991.

An anderer Stelle nimmt Semmelweis wie folgt zum Problem der Klassenunter-
schiede Stellung: "Ja, ich mache es uns Ärzten zum Vorwurf, bitte auch mir, daß
wir uns allzu leicht mit dem Massensterben unserer Wöchnerinnen abfinden. Vielleicht weil es sich nur um Angehörige der niederen Stände handele, aber es gehört
offenbar zu den besonderen Eigenheiten der herrschenden Oberschicht, Armut und
Unrecht als gottgegeben hinzunehmen." Dazu kontrastiert Kleins karikiert dargestellte Einstellung im Gespräch mit seinem Adjunkten Meier: "Solche Weltverbesse-
rer wie der Semmelweis bringen es nie zu was, ob wir ein paar dahergelaufene
Wöchnerinnen durchbringen oder nicht, danach kräht kein Hahn, aber eine riskante
Operation mit allen Schikanen und Komplikationen, eine verblüffende Diagnose,
womöglich an einem hochgestellten Patienten, damit können Sie beweisen, daß Sie
ein guter Arzt, ein Künstler in ihrem Fach sind." Klein hält es für seine höchste
Pflicht, die Standesehre zu wahren: "Es ist unsere vornehmste Pflicht, dafür zu sorgen, daß unsere Autorität und das Vertrauen in unsere Kunst nicht untergraben werden."

Ablehnend gegenüber Semmelweis' Entdeckung sind nicht nur die medizinischen,
sondern auch die politischen Autoritäten.[34] Sein Vortrag wird "zum Schutz der Öffentlichkeit vor Aufwiegelung durch subversive Elemente" untersagt. Semmelweis:
"Ja, mein Vortrag dient ja der wissenschaftlichen Aufklärung." Gendarm:
"Aufklärung ist Aufwiegelung!" Semmelweis: "Die Wahrheit läßt sich auf Dauer
nicht unterdrücken!"

Einen Höhepunkt in der Darstellung des überkommenen reaktionären Regimes bietet
das völlig karikierte Bild des Kaisers: "Symbolisch, das ist doch etwas Gefährliches.
- Denunziation ist doch etwas sehr Sympathisches. Der Metternich macht beste Erfahrungen damit." Hofrat: "Der Semmelweis denunziert doch die Autorität, die gott-
gewollte Obrigkeit." Kaiser: "Ja, des darf er net."

Diese überzogene Darstellung des Kaisers und der Reaktion war auch bei aller Her-
vorhebung des künstlerischen Wertes des Films ein Ansatzpunkt für einen westdeutschen Kritiker: "Ohne zu langweilen, ohne lehrhaft zu werden, spannungsreich und
interessant, überzeugen Drehbuch und Regie und lassen unumgängliche dichterische

---

[34]Die ohnehin schon offensichtliche Parallele zwischen den reaktionären Medizinern, ver-
körpert in den Gestalten Kleins und Meiers, und den Vertretern der politischen Reaktion,
heben die liberalen Studenten im Film expressis verbis hervor: "Was der Metternich in der
Politik, das ist unser Dr. Klein in der Medizin."

Freiheiten lebenswahr erscheinen. Nur in den politischen Szenen enttäuscht der Film. Sie werden zu Auswüchsen, wenn man den Habsburger Kaiser Ferdinand als trottelhaften Kretin darstellt; die ostzonale Absicht wird allzu deutlich und verstimmt. Ebensowenig überzeugend sind die revolutionären Bestrebungen der Studenten uns Semmelweis' selbst gelungen. Die ganze Politik wirkt dem Film aufgepfropft."[35]

Eine andere West-Kritik beschrieb das Verhältnis zwischen künstlerischem Wert des Films und seiner politischen Aussage wie folgt: "[...] Also eine Würdigung [Semmelweis'] durch den Film, ja, aber nicht so wie hier, wo man die Wirren seiner Zeit ausnutzt (Märzrevolution 1848 in Wien und gleichzeitig nationaler Aufstand der Ungarn gegen Habsburg), um mit halben Wahrheiten und derben Verfälschungen Propaganda im sattsam bekannten Sowjetzonen-Sinne zu machen. Daß der Streifen filmtechnisch ausgezeichnet ist und auch das ärztliche Wirken des Wiener Mediziners sehr gut herausgestellt und ziemlich wahrheitsgetreu erzählt ist, macht die Sache nur schlimmer, denn um so besser und glaubhafter ließen sich ja die Propagandamätzchen einschieben. Aber sie fallen meist stark ab, deshalb merkt auch das Publikum bald, wohin der Hase läuft. Wir wollen aber gerecht sein und feststellen, daß die hohe Qualität des Streifens, die gute Zeichnung des Arztes Semmelweis, die eingestreuten Redensarten immer wieder in Vergessenheit geraten lassen. Deshalb lohnt schließlich auch der Besuch dieses Arzt-Films."[36]

Allen West-Kritiken war mehr oder weniger gemein, daß sie die künstlerische und insbesondere auch die schauspielerische Leistung herausstellten. Allerdings konnte man im Westen nicht über die politische Tendenz des Filmes hinwegsehen. Die politische Tendenz gab sogar ein Ost-Kritiker offen zu: "Daß die politischen Aspekte dabei ein wenig im heutigen (DEFA-tendenziösen) Sinne aktualisiert und überzeichnet wurden, werden einfachere Zuschauer kaum bemerken."[37] Neben dieser kritischen Stellungnahme häuften sich in den ostdeutschen Kritiken Stimmen, die die lehrreiche gesellschaftliche Aktualität des Semmelweis-Filmes hervorhoben: "Ja, würde dieser Film nur die medizinische Seite der grassierenden Krankheit - Kindbettfieber - behandeln, so hätten Drehbuchautoren, Regisseur und auch die Schauspieler eine wichtige Erkenntnis außer aucht gelassen, nämlich die, daß das gesellschaftliche Leben der verschiedenen Klassen, ihre Beziehungen zueinander, zu allen Zeiten der Schlüssel zum Verständnis darstellt für die Erklärung der Handlungswei-

---

[35]Vgl. Film Dienst, Düsseldorf, 3.7.1950.
[36]Vgl. Deister- und Weserzeitung, 29.7.1953.
[37]Vgl. Müller, Helmut, in: Der neue Film, Jhg. 4, Nr. 24, 12.6.1950.

sen, der Theorien und Methoden, der privaten Verhältnisse und auch - selbstverständlich mit Einschränkungen - ihrer 'spezifischen' Klassenkrankheiten."[38] Es wurden sogar Parallelen zu ganz aktuellen Ereignissen gezogen: "Der besondere Wert des Films ist es, diese Parallelerscheinungen deutlich ins Bild gebracht zu haben, zu zeigen, wie Reaktion und Fortschritt im politischen Leben mit dem im medizinischen unbedingt identisch waren und sind. Denn die Tatsachen von heute, die Entlassung Prof. Joliot-Curies in Frankreich, die Entfernung fortschrittlicher Wissenschaftler und Künstler in Westdeutschland und Westberlin, sprechen ja für uns die gleiche Sprache."[39]

Einig war man sich im Osten wie im Westen jedoch über die Gestaltung der Sterbeszene Semmelweis'. Während die "Nürnberger Zeitung" monierte, daß man den "Schluß breiter anlegte, als nötig gewesen wäre",[40] schrieb die Zeitung "Neues Deutschland": "Die Sterbeszene vor einem versammelten Auditorium hätte sich das Drehbuch ersparen sollen. Solche Effekte sind billig geworden. Auch ist das historisch nicht richtig."[41]

Über den Kassenerfolg des Films in Ostdeutschland ist nichts bekannt. Im Westen war der Film teilweise, z. B. in Göttingen, ein großer Erfolg,[42] in Osnabrück und Braunschweig wurde er allerdings wieder vom Spielplan gestrichen, da er besonders Angriffen der SPD-Presse ausgesetzt war.[43] Im Land Nordrhein-Westfalen erhielt er das Prädikat "künstlerisch hochstehend"[44] und die "Illustrierte Filmwoche" schrieb: "Mit diesem Film wird dokumentiert, daß die deutsche Filmproduktion den Anschluß an eine frühere große Zeit wiedergefunden hat".[45]

---

[38]Vgl. Märkische Volksstimme, 8.6.1950.
[39]Vgl. Vorwärts, 5.6.1950.
[40]Vgl. Nürnberger Nachrichten, 29.8.52.
[41]Vgl. Neues Deutschland, 4.6.1950.
[42]Angeblich soll sich der Dekan der Universität mit einem längeren Artikel für den Film eingesetzt haben. Vgl. Neues Deutschland, 15.6.1950.
[43]Vgl. National-Zeitung, 11.6.1950.
[44]Wie es in dem Artikel in: Die Wahrheit, Hannover, vom 7.8.1950 weiter heißt, war damit eine erhebliche Steuerermäßigung für den Film im gesamten Einsatzgebiet Nordrhein-Westfalen verbunden.
[45]Vgl. Die Wahrheit, wie Anm. 44.

Spuren historischer Prozesse und ihrer mentalen Verarbeitung -
Der Spielfilm "Dr. Holl" (1951)

(Peter Stettner)

Wenngleich Arztfiguren in deutschen Spielfilmen immer wieder eine Rolle spielen, so wird von einer Arztfilmwelle doch erst in den fünfziger Jahren gesprochen.[1] Ein Film, der für diese Welle häufig als Initialzündung genannt wird, ist der Film DR. HOLL aus dem Jahre 1951, ein Film, der in kurzer Zeit sechs Millionen deutsche Zuschauer erreichte.[2] Der Filmerfolg trug dazu bei, daß der Regisseur Rolf Hansen einige Jahre "auf die Regie von Arztfilmen 'abonniert' war",[3] und auch der männliche Hauptdarsteller Dieter Borsche mußte sich weiterhin im Arztkittel bewähren. Diese Resonanz läßt den Film als besonders geeignet für eine Analyse erscheinen, die auf zeitgenössische Mentalitäten zielt. So soll im folgenden exemplarisch untersucht werden, wie sich zentrale Motive, Personenzeichnungen, ansatzweise auch die filmästhetische Realisierung vor dem zeithistorischen Hintergrund der frühen fünfziger Jahre ausnehmen - es wird hier also versucht, den Film als historische Quelle seiner Entstehungszeit zu lesen.[4] Es folgt zunächst eine Inhaltsangabe von DR. HOLL.[5]

Angelika, die Tochter des reichen Industriellen Alberti, wird von dem sie behandelnden Arzt als unheilbar krank aufgegeben. Die Krankenschwester Helga Römer erzählt dem verzweifelten Vater von Dr. Holl, der ein neues schmerzlinderndes Präparat entwickelt hat. Alberti wendet sich umgehend an Dr. Holl, der - ohne daß der Industrielle dies weiß - mit Schwester Helga verlobt ist. Das fragliche Mittel lindert

---

[1]Vgl. etwa Manfred Barthel, So war es wirklich. Der deutsche Nachkriegsfilm, München, Berlin 1986, S. 247.
[2]Vgl. Claudius Seidl, Der deutsche Film der fünfziger Jahre, München 1987, S. 108 sowie "Der Spiegel", Nr. 25, 17.6.1953, S. 28.
[3]Barthel, wie Anm. 1, S. 249.
[4]Grundlegend ist hier immer noch der Ansatz von Siegfried Kracauer, wie er in der Einleitung seines Buches "From Caligari to Hitler. A psychological History of the German Film", Princeton 1947 dargestellt wird. Erste vollständige deutsche Ausgabe, hg. von Karsten Witte, Frankfurt/M. 1979.
[5]Dem Film liegt keine Literaturvorlage zugrunde. Wenngleich im Vorspann angezeigt wird, daß "eine wahre Begebenheit" zugrundeliege, so muß hier doch festgehalten werden, daß der Arzt Dr. Holl keine historisch verbürgte Figur ist. Auch die im Film genannte Krankheit Angelikas - als "Millersche Krankheit" bezeichnet - ist fiktiv.

Angelikas Leiden tatsächlich, überdies verliebt sie sich in den sie jetzt behandelnden Arzt Dr. Holl. Alberti überredet mit Unterstützung von Helga den Arzt, seinen alten Arbeitsplatz im Laboratorium von Prof. Amriß aufzugeben und stattdessen in einem eigens für ihn eingerichteten Laboratorium in einer luxuriösen Villa, wo Angelika gepflegt wird, nach dem Serum zu forschen, das die junge Frau endgültig retten soll. Schwester Helga übernimmt derweil die Pflege von Angelika, die meint, bereits zu gesunden, während die anderen wissen, daß sie bald sterben muß, wenn Holl das Serum nicht wider Erwarten rechtzeitig entdeckt. Um Angelika die letzten Tage ihres Lebens zu versüßen, willigen daher Dr. Holl und auch Helga ein, als Alberti den Arzt bittet, seine Tochter zu heiraten. Nach der Trauung der kranken jungen Frau mit Dr. Holl setzt Helga ihr früher abgebrochenes Medizinstudium fort und macht zügig ihren Doktor. Indessen entdeckt der Arzt das entscheidende Serum, das Angelika - ohne eine zeitraubende Erprobungsphase mit Tierversuchen abzuwarten - injiziert wird. Der Versuch gelingt, Angelika ist gerettet Helga sieht nun ihre Beziehung zu Dr. Holl endgültig in Frage gestellt und verlangt von dem Arzt schnellstens eine Klärung der Verhältnisse. Dieser erkennt nun, daß er Angelika wirklich liebt. Verzweifelt verläßt Helga das Haus. Doch Alberti bietet ihr eine neue Wirkungsstätte in einem von ihm gespendeten Krankenhaus, das kurz vor der Fertigstellung steht.

Die Filmhandlung ist in einer Art "zeitlosen Gegenwart" angesiedelt. Durch verschiedene technische Requisiten, wie etwa Telefone, Autotypen usw., wird klar, daß das Geschehen in der Gegenwart spielt. Aber die Handlung erscheint doch in gewisser Weise zeitlos: Im Jahre 1951 wird keinerlei Bezug genommen auf epochemachende Einschnitte wie den nur wenige Jahre zurückliegenden Nationalsozialismus und den Weltkrieg - es kommen auch keinerlei Trümmer oder Zerstörungen ins Bild. Die Handlung spielt ganz überwiegend in der luxuriösen Villa an einer Meeresbucht, deren genauere Lage im Film selbst nicht genannt wird - die Illustrierte Filmbühne erwähnt die Bucht von Neapel.[6] Diese "Zeitlosigkeit" entspricht durchaus der gewünschten Realitätsflucht, die viele Deutsche nach 1945 antraten,[7] aber diese Zeitlosigkeit war auch schon typisch für viele Unterhaltungsfilme im Nationalsozialismus. Dies ist einer von mehreren Aspekten, die auf eine Kontinuität aus der Zeit vor 1945 hinweisen. Und es gibt - gerade bei diesem Film - Kontinuitäten bis ins Details.[8]

---

[6]Illustrierte Filmbühne, Nr. 1118
[7]Schon in der frühen Nachkriegszeit wollten die Kinozuschauer keine Trümmer sehen. Entsprechend wurde der ablehnende Begriff "Trümmerfilm" geprägt. Vgl. Peter Pleyer, Deutscher Nachkriegsfilm 1946-1948, Münster 1965, S. 155.
[8]Zu den Merkmalen des Unterhaltungsfilms im Nationalsozialismus siehe etwa: Francis Courtade/Pierre Cadars, Geschichte des Films im Dritten Reich, München und Wien 1975;

Hier sind zunächst die Filmschaffenden von DR. HOLL zu nennen: Thea von Harbou, die das Drehbuch schuf, kann als die bedeutendste Drehbuchautorin nicht nur in der Weimarer Republik, sondern auch im Nazideutschland gelten. Sie war ab 1933 Vorsitzende des Verbandes deutscher Filmautoren und schuf Drehbücher für verschiedene Unterhaltungsfilme, die durchaus Propagandacharakter hatten, u.a. DER ALTE UND DER JUNGE KÖNIG, 1935, Regie Hans Steinhoff, und DER HERRSCHER, 1937, Regie Veit Harlan. Der Regisseur Rolf Hansen konnte ebenfalls auf eine Karriere im Nationalsozialismus zurückblicken: er inszenierte u.a. im Jahre 1942 mit DIE GROßE LIEBE einen der größten deutschen Filmerfolge überhaupt (ca. 27 Millionen Zuschauer). Der Kameramann Franz Weihmayer hatte bereits an zahlreichen deutschen Unterhaltungsfilmen vor 1945 mitgearbeitet, und auch die Filmschauspieler waren überwiegend altbekannte Gesichter: Dieter Borsches erste Filmkarriere begann 1935, meist in Gestalt eines jugendlichen Liebhabers. Heidemarie Hatheyer war durch DER BERG RUFT, 1937, Regie Luis Trenker, und vor allem durch DIE GEIERWALLY, 1940, Regie Hans Steinhoff, sowie ICH KLAGE AN, 1941, Regie Wolfgang Liebeneiner, bekannt. Auch Franz Schafheitlin und vor allem Otto Gebühr, der eine wichtige Nebenrolle in DR. HOLL spielt, waren feste Größen im Unterhaltungsfilm zur Zeit des Nationalsozialismus.[9]

Darüber hinaus knüpft DR. HOLL auf der Ebene wichtiger Motive an den NS-Unterhaltungsfilm, explizit auch an einige Arztfilme dieser Zeit an. Zu nennen ist hier etwa das Motiv des ausdauernden Kampfes gegen einen scheinbar hoffnunglos überlegenen Gegner: Dr. Holl kämpft gegen die "unheilbare" Krankheit Angelikas, ein Kampf, der nach den Worten von Prof. Amriß wie gegen "den leibhaftigen Teufel" geführt werden muß. Ähnlich hatte Robert Koch in der Verfilmung von Steinhoff aus dem Jahre 1939, ROBERT KOCH, DER BEKÄMPFER DES TODES, die Tuberkulose bekämpft. Wenn Dr. Holl im Labor von Prof. Amriß seinen 238. erfolglosen Versuch am Mikroskop konstatiert und Amriß ihn auffordert, nicht

---

Verena Lueken, Die Erzählstruktur des nationalsozialistischen Films, Siegen 1981; Deutsche Spielfilme 1933-1945, Materialien I-III (Film 1978/2, 1980/1, 1981/3), hg. v. Münchner Filmzentrum, Freunde des Münchner Filmmuseums, Redaktion: Ulrich Kurowski.
[9]Von den Darstellern in den Hauptrollen ist lediglich Maria Schell eine wirkliche Nachwuchsschauspielerin. Seit dem Film ES KOMMT EIN TAG (1950) galt die damals 25jährige Schweizerin zusammen mit Dieter Borsche für einige Jahre als das beliebteste Filmpaar in der Bundesrepublik Deutschland. Vgl. "Der Spiegel", Nr. 25, wie Anm. 2. Daten zu den Filmschaffenden siehe Cinegraph. Lexikon zum deutschsprachigen Film, hg. von Michael Bock, Hamburg 1984 ff.ü

nachzulassen, wenn Holl sich dann über die ermüdeten Augen streicht und sich anschließend wieder pflichtbewußt über das Mikroskop beugt, so erinnert diese Einstellung direkt an eine analoge Einstellung in dem genannten Robert Koch-Film.

Auch das Verzichten und Opferbringen ist ein Motiv, das im NS-Unterhaltungsfilm aus naheliegenden Gründen immer wieder eine Rolle spielte. In DR. HOLL muß am deutlichsten Helga wiederholt zurückstecken und schließlich auf den geliebten Mann ganz verzichten, aber auch der Arzt selbst opfert sich für Angelika auf und verzichtet auf seine Beziehung zu Helga. Einige Einstellungen in DR. HOLL erscheinen überdies als direkte Anknüpfungen an den Film ICH KLAGE AN, der zumindest indirekt die "Euthanasie" im Nationalsozialismus propagierte: so etwa, wenn sich die todkranke Angelika in ihrem Bett aufbäumt oder wenn sie klavierspielend inszeniert wird (analog ist es in ICH KLAGE AN die Figur der Hanna, gespielt von Heidemarie Hatheyer).

Nicht zuletzt die filmische Realisierung von DR. HOLL knüpft an die Zeit vor 1945 an: daß der Film in gewisser Weise zeitlos wirkt, liegt auch an der ausgesprochen glatten Atelierinszenierung; die Räume, das gesamte Interieur wirken sehr künstlich, wie gelackt. Die Handlung entfaltet sich nicht in Außenaufnahmen, diese sind nur schmückendes Beiwerk. Wie in vielen früheren UFA-Filmen so sind auch hier die Gesichter der Figuren auf eine spezifische Weise ausgeleuchtet: Spezielle Scheinwerfer heben die Augen der Darsteller hervor, Augen die zudem oft noch tränenfeucht sind. Auf diese Weise werden zusätzlich starke Gefühle, etwa des Mitleidens und der Anteilnahme mobilisiert. Der Stil des Unterhaltungsfilms im Nationalsozialismus fiel übrigens auch einem zeitgenössischen Rezensenten auf, der sich bei DR. HOLL an die alte UFA-Zeit erinnert fühlte.[10]

Diese auf verschiedenen Ebenen angesiedelten Merkmale sind - in einem äußerst erfolgreichen Spielfilm - deutliche Zeichen für eine weitreichende kulturelle Kontinuität aus der Zeit des Nationalsozialismus. Es gibt keinen reflektierten Bruch mit dem Filmschaffen im deutschen Faschismus. Aber: Die Menschen und ihre Lebenszusammenhänge, ihre Probleme, Hoffnungen und Wünsche können 1951 in der Bundesrepublik nicht vollständig dieselben sein wie Jahre vorher im nationalsozialistischen Deutschland. Daher kann sich auch DR. HOLL nicht in der aufgezeigten Kontinuität erschöpfen, sondern muß spezifische Merkmale aufweisen, die im Zusammenhang der frühen fünfziger Jahre zu verstehen sind.

---

[10]Vgl. die Rezension "Dr. Holl" in: "Deutsche Filmillustrierte", Nr. 16, 23.3.1951.

Genau besehen liefert der Film bereits ein Bild über die Frage der Verarbeitung von
Nationalsozialismus und Krieg - auch wenn diese gar nicht erscheinen und die
Handlung nicht explizit darauf Bezug nimmt. Aber der Film führt uns alle wichtigen
Figuren so vor, daß sie auf die eine oder andere Art als Opfer, als Leidende erscheinen, wobei Beginn und Ursache der Leiden - ohne, daß dies direkt ausgesprochen
würde - in der Vergangenheit liegen: Angelika wird bereits als todkranke Frau eingeführt; ihr Vater, der reiche Industrielle Alberti, leidet zum einen unter der Sorge
um seine kranke Tochter, zum anderen an dem Tod seiner an der gleichen Krankheit
verstorbenen Frau. Dr. Holl ist ein äußerlich ruhiger, ja statischer Mensch, aber in-
nerlich ist er von tiefen und schmerzvollen Gefühlen bewegt. Dies wird etwa deutlich, wenn er seiner Lieblingsoper Aida lauscht. Helgas Leiden erscheint im Film
sichtbar im Zusammenhang des fortschreitenden Verlustes ihres Verlobten Dr. Holl,
aber bereits vorher hat sie ein schweres Leben gehabt, wie gegen Schluß des Films
deutlich wird.[11] Daß alle Hauptfiguren auf die eine oder andere Weise als Opfer und
Leidende erscheinen - als Täter erscheint unausgesprochen das Schicksal -, spricht
für eine über den Film hinausweisende zeitgenössische Opfermentalität.

Wenn man allerdings die edlen Gefühle, die die Filmfiguren so überdeutlich zur
Schau tragen, einmal beiseite läßt, so bleibt ein Handlungsgerüst, das auf eine überaus materiell orientierte, von Machtbeziehungen geprägte Gesellschaft verweist,
Machtbeziehungen, die wiederum durch Besitz, Vermögen usw. geprägt sind: Helga
überredet Stefan Holl, das Angebot Albertis anzunehmen, weil er - und damit wohl
auch sie - auf diese Weise gesellschaftlich aufsteigen könnte. Angelika kann überhaupt nur geheilt werden, weil ihr Vater so vermögend ist; nur die Beziehungen des
reichen Alberti ermöglichen auch Helga die Wiederaufnahme ihres Studiums. Und
Stefan Holl entscheidet sich nicht zuletzt für die reichere Frau. Daß diese nüchtern-
materielle Ebene von einem "kunstgewerblichen Seelencraquelee überzogen" ist,[12]
stellt keinen tiefgehenden Widerspruch dar, sondern nur die andere Seite der Me-
daille: aus einem realen zeitgenössischen Defizit an Edelmut etc. resultierte eine entsprechende Wunschproduktion, Bedürfnisse, die der Film erfolgreich bediente.

Wenn gesagt wurde, daß DR. HOLL auch Veränderungen vom Nationalsozialismus
in die frühe Bundesrepublik hinein spiegele, so werden diese in gewisser Weise
durch zwei Figuren im Film repräsentiert: Prof. Amriß einerseits und der Industri-

---

[11]Gegenüber dem Pfarrer schüttet Helga mit tränenerstickter Stimme ihr Herz aus: "Im Leben hab'ich immer und überall der Stärkere sein müssen und immer und überall hat man
von mir erwartet, daß ich mit allen Schwierigkeiten fertig werde (....) aber unter was für
Mühen und Kämpfen."
[12]So in einer Rezension im "Tagesspiegel", 14.6.1951.

elle Alberti andererseits. Beide sind für Dr. Holl wie Vaterfiguren, die für das alte und das neue System, in dem Holl lebt(e) und arbeite(e) stehen. Otto Gebühr, der hier den Prof. Amriß spielt, hatte schon seinerzeit eine bleibende Erinnerung erlangt durch die Verkörperung des "Alten Fritz" in zahlreichen Spielfilmen am Ende der Weimarer Republik und im Nationalsozialismus, Filme, in denen eine soldatische Gesinnung sowie eine Führerfigur verklärt und gefeiert wurden. Der "Alte Fritz", der freilich ein gutes Herz hat, regiert auch in DR. HOLL sein Laboratorium im Kasernenhofstil. Nachdem Holl - mit dem Einverständnis von Prof. Amriß - zu Alberti gewechselt hat, herrscht der Professor den noch einmal zurückgekehrten Arzt mit scharfer, scheppernder Stimme an: "...der Ausreißer, der Fahnenflüchtige, daß du dich hierher traust, ist wohl der Gipfel der Frechheit." Aber wie gesagt, der Alte hat das Herz auf dem rechten Fleck und unterstützt den jungen Arzt auch weiterhin, soweit er kann. Prof. Amriß, bei dem Holl schon früher studierte - ohne daß es explizit deutlich wird, muß es sich um die Zeit des Nationalsozialismus handeln - , präsentiert im Film am deutlichsten eine Figur aus "jenen Tagen". Dieser ältere Herr, rauhe Schale, aber guter Kern, hat ganz offenbar ohne jegliche Brüche seine Tätigkeit und Position fortgesetzt, er ist hoch geachtet, gehört zu den Stützen der Gesellschaft. Auch hier eine Kontinuität. Gleichwohl wechselt Holl zu Alberti, den er schließlich auch Vater nennt. Der neue Chef ist bedeutender, einflußreicher und zeitgemäßer. Alberti ist das (Wunsch-)Bild eines patriarchalisch-fürsorglichen Vaters, ein moderner Wirtschaftskapitän, eine liebevolle Vaterfigur, nicht nur Angelika gegenüber: er ist allgemein verständnisvoll (auch gegenüber einem jungen Liebespaar in einer Nebenhandlung), er ist spendabel (ein Krankenhaus), er sorgt sich um andere, neben seiner Tochter am deutlichsten um Helga. Von "seinen" Arbeitern wird er achtungsvoll respektiert und stets herzlich gegrüßt. Aufschlußreich ist auch die Art und Weise, wie in dem Film der neue Arbeitsplatz Holls geschaffen wird. Als der Arzt in die Villa des Industriellen übersiedelt, wird ihm dort ein Laboratorium eingerichtet. Der Aufbau dieses Laboratoriums geschieht mit unglaublicher Schnelligkeit, so daß auch Holl bemerkt: "Donnerwetter Herr Alberti, mir scheint, ihre Leute können hexen." In dem Aufbau dieser neuen Arbeitsstätte erscheint ein Bild des beginnenden deutschen "Wirtschaftswunders" - auch im Film unter der organisatorischen Leitung eines Wirtschaftskapitäns. Emsige Aufbauarbeit zeigt der Film auch bei der Errichtung des von Alberti gespendeten Krankenhauses. Der ökonomische Aufschwung, der die junge Bundesrepublik nach dem sogenannten Korea-Boom im Jahre 1950 erfaßte, brachte im Entstehungsjahr des Films ein Wirtschaftswachstum von 10 %.[13]

---

[13]Vgl. Rudolf Morsey, Die Bundesrepublik Deutschland (Oldenbourg Grundriss der Geschichte Band 19), München 1990, S. 256.

Dr. Holl arbeitet in dem neu eingerichteten Laboratorium fieberhaft, ohne an etwas anderes zu denken. Besessen von seiner Arbeit scheint er nicht zu bemerken, daß das Verhältnis zu seiner langjährigen Verlobten Helga immer problematischer wird. Diese ausschließliche Konzentration auf die Arbeit steht ganz offensichtlich im Zusammenhang mit dem Leiden der Figuren, von dem sie durch Arbeit erlöst werden soll. "Arbeit ist die beste Therapie", sagt der alte Professor zu Helga, als diese nach der Heirat Holls mit Angelika ihr Studium wieder aufgenommen hat. Es findet keine Auseinandersetzung mit den Ursachen der psychischen Leiden statt, sondern die aus diesem Kontext resultierende Unruhe und der innere Druck wird umgeleitet auf den Bereich der Arbeit, so daß hier zusätzliche Energien mobilisiert werden: daher können unglaublich schnell erhebliche Arbeitsleistungen vollbracht werden - Holl entdeckt wider Erwarten das Serum, Helga macht in sagenhafter Geschwindigkeit ihren Doktor "summa cum laude".[14]

Aber noch andere gesellschaftliche und demographische Prozesse spiegeln sich in DR. HOLL. So zeigt der Film - wie viele andere Nachkriegsfilme auch -, daß es als Folge von Kriegstoten und Gefangenen einen sogenannten Frauenüberschuß gab, der filmisch aufbereitet als typische Frauenkonkurrenz (Kampf um einen Mann) erscheint.[15] Darüber hinaus spiegelt der Film auch eine unterschiedliche Bewertung der Arbeit von Männern und Frauen: Helgas Ausbildung war nicht so wichtig wie diejenige ihres Verlobten - in Zeiten der finanziellen Not hatte sie ihr Studium zugunsten von Stefan Holl aufgegeben und stattdessen als Krankenpflegerin gearbeitet, damit ihr Verlobter seine Ausbildung beenden konnte. Dies wird weder von Helga noch von einer anderen Person irgendwie in Frage gestellt. Ganz im Gegenteil wird diese Entscheidung durch die glanzvolle Karriere Holls im Nachhinein noch gerechtfertigt.

Allerdings erscheint die erwerbstätige Frau keineswegs als das Ideal, sondern in der Wertung des Films ist Berufstätigkeit für Frauen entweder notwendig zur Unterstützung anderer oder ein Trost für Frauen, die eben nicht den gewünschten Mann erreichen können. Interessant ist, daß Helga nach ihrer Rückkehr in die Villa, nach be-

---

[14]Dieser Prozeß der Verschiebung von Energien in der bundesdeutschen Nachkriegsgesellschaft wurde bereits vor längerer Zeit von psychoanalytischer Seite diagnostiziert: Margarete und Alexander Mitscherlich, Die Unfähigkeit zu trauern. Grundlagen kollektiven Verhaltens, München 1967.

[15]Für einen Film, in dem übrigens auch ein Arzt die männliche Hauptfigur darstellt, wurde diese Konkurrenz titelgebend: DIESER MANN GEHÖRT MIR (1950), Regie Paul Verhoeven.

standenem Doktorexamen nicht als Ärztin akzeptiert, das heißt angesprochen und behandelt wird. Sie bleibt immer die Helga, die als Pflegerin eingeführt wurde. Auch als Alberti ihr zum Schluß einen Arbeitsplatz in dem von ihm gespendeten Krankenhaus anbietet, wird nicht ausgesprochen, daß dies für sie als Ärztin gilt. Überdies verbindet sich die Berufstätigkeit der Frau mit einem bestimmten Typ: gerade im Vergleich mit der nicht erwerbstätigen Angelika ist Helga stets die nüchterne, herbe Frau. In den Worten Stefan Holls wirkt sie wie "eine kalte Dusche in Person" bzw. wie eine "Untersuchungsrichterin". Auch die filmisch-bildliche Inszenierung kontrastiert die beiden zentralen Frauenfiguren, besonders deutlich in der Szene, in der Angelika nach ihrer Genesung von Helga zur Rede gestellt wird. Der in harten Schwarzweiß-Kontrasten gezeichneten, von Schatten verdunkelten Helga wird die helle und engelsgleiche Angelika gegenübergestellt: eine schwärmerische, warmherzige und gefühlvolle junge Frau, die sich, ohne arbeiten zu müssen, ganz ihrem Mann und einem schönen Zuhause widmen kann. Vor dem realgesellschaftlichen Hintergrund einer hohen Arbeitslosenzahl Anfang der fünfziger Jahre einerseits und zunehmender Erwerbstätigkeit von Frauen in dieser Zeit andererseits[16] spiegelt der Film in diesem Kontext sowohl die Schwierigkeiten, die sich aus der realen Mehrfachbelastung im Zusammenhang der Berufstätigkeit von Frauen ergaben als auch - in Gestalt der Angelika - ein gewünschtes Gegenbild.

Die Entwicklung der beiden Frauenfiguren ist in hohem Maße bezogen auf die titelgebende Figur des Dr. Holl. Er ist der zentrale Hoffnungsträger des Films, er wird erhöht und mit Erwartungen von allen Seiten überfrachtet. Bezeichnenderweise ist Stefan Holl von sich aus eher entscheidungsschwach: Zu allen wichtigen Entscheidungen wird er von anderen (Helga, Angelika, Alberti) gedrängt, soweit diese nicht gleich für ihn entscheiden. Wichtig ist: Die Autorität Holls wird zunächst projiziert - in den Erwartungen Albertis und vor allem in den Visionen Angelikas. Bereits in der ersten Einstellung des Films sieht die junge Frau in ihrem Krankenzimmer ein Wandbild mit dem Motiv des heilenden Christus. Die Bildunterschrift "Mägdelein, ich sage dir, steh auf" läßt sie sich laut vorlesen und fügt selbst hinzu: "Vielleicht sagt er es auch einmal zu mir." Im Verlauf des Films rezitiert sie diesen Satz mehrfach. In der Szene, als Dr. Holl sie zum ersten Mal aufsucht, erscheint er ihr und dem Zuschauer bereits als der erlösende Retter: in einer Parallelmontage wird die Anreise Holls und das Eintreffen eines Priesters bei der todkranken jungen Frau gezeigt. Schließlich verläßt der Priester das Haus, gibt sie in Gottes Hand, und der

---

[16]Vgl. Angela Vogel, Frau und Frauenbewegung, in: Wolfgang Benz (HG.), Die Bundesrepublik Deutschland. Geschichte in drei Bänden, Bd. 2: Gesellschaft, Frankfurt/M. 1983, S. 76.

Arzt, ein menschgewordener Gott, erschein.[17] Das Motiv des Christus medicus begleitet auch weiterhin den Genesungsprozeß der jungen Frau. Parallel dazu wird die Autorität des Dr. Holl im Film fundiert. Heilung, Befreiung vom Leiden und die Schaffung einer Autorität sind hier stets miteinander verknüpft. Dabei geht, wie bereits gesagt, der "realen" Autorität das Bild bzw. die Projektion der Autorität, das Bedürfnis nach derselben voraus.

Die Figur des Dr. Holl und die mit ihr verbundenen Abhängigkeitsverhältnisse können als Bild dafür verstanden werden, wie stark autoritäre Bedürfnisse zu Beginn der fünfziger Jahre waren, Bedürfnisse, die sich zunächst in einer Phase der Noch-Verunsicherung kaum auf anerkannte Autoritäten beziehen konnten. Nach dem Untergang des Nationalsozialismus und der vielfach als ungerecht empfundenen Besatzungszeit waren für viele Deutsche Politik und politisches Handeln diskreditiert, "große deutsche Männer" waren infolge ihrer Inanspruchnahme durch die NS-Propaganda unbrauchbar geworden. In dieser Zeit bot sich das Bild des heilenden, "unpolitischen" Arztes in besonderer Weise an: er repräsentierte nicht nur den Helfer in bezug auf die erlittenen Kriegsleiden,[18] sondern er eignete sich auch hervorragend als Projektionsfläche für autoritäre Bedürfnisse. Daß sich dann ab etwa Mitte der fünfziger Jahre im deutschen Spielfilm äußerst selbstbewußte und dominante Autoritäten präsentieren - Ärzte (SAUERBRUCH, 1954), aber auch Militärs (CANARIS, 1954) und Staatsmänner(STRESEMANN, 1957) deutet auf ein zu dieser Zeit bereits wieder stabilisiertes Autoritätsgefüge in der Bundesrepublik hin,[19] ein Oben und Unten, in dem man sich sicherer fühlte und in dem man auch meinte, bei einem Blick in die jüngere Geschichte wieder Boden unter den Füßen zu haben.

---

[17] Auf die Figur des menschgewordenen Gottes wies bereits Mechthild Zeul hin: Autoritätssüchtig. Liebesbeziehungen zwischen Arzt und Patientin in Arzt-Filmen der fünfziger Jahre, in: Frauen und Film, H. 43, Dezember 1988, S. 38f.

[18] Ohne detaillierte Filmanalysen vorzunehmen, urteilte Kreimeier im Jahre 1985: "... seinen zeitgeschichtlichen Resonanzboden findet der Arztfilm der fünfziger Jahre jedoch dort, wo nach dem Zusammenbruch des Faschismus in der Bevölkerung reale Ängste und reale Hoffnungen auf Heilung um sich greifen konnten: Heilung von Krankheiten, Depressionen, Verlusterfahrungen, die allerdings weniger in den Zuständigkeitsbereich der praktischen Medizin fielen" (Klaus Kreimeier, Der westdeutsche Film in den fünfziger Jahren, in: Die fünfziger Jahre. Beiträge zu Politik und Kultur, hg. von Dieter Bänsch, Tübingen 1985, S. 296).

[19] Vgl. hierzu auch Helmut Regel, Autoritäre Muster, in: Filmkritik 11, 1966, S. 644.

"Schneidet für Deutschland!" - Bemerkungen zu dem Film "Sauerbruch - Das war mein Leben" (1954)

(Udo Benzenhöfer)

Mit Filmen wie "Robert Koch, der Bekämpfer des Todes" (1939) oder "Paracelsus" (1943) waren zur Zeit des Nationalsozialismus in Deutschland historische Arztfilme geschaffen worden, die der Glorifizierung "nationaler" Medizin dienten und den deutschen Arzt als Überarzt und Überwissenschaftler zeigten. An diese Tradition konnte nach dem Krieg angeknüpft werden. Der am 13.8.1954 uraufgeführte "Sauerbruch"-Film war damit nicht nur ein Unterhaltungsfilm über eine - Sauerbruch war 1951 verstorben - schon historische Arztfigur, er war auch ein deutliches Signal des "Wir sind wieder wer".

Der Uraufführung vorausgegangen war eine komplizierte Entstehungsgeschichte. Im "Spandauer Volksblatt" vom 23.10.1953 berichtete ein Ungenannter über Interna der ersten Phase der Entstehung des Filmes:[1] Demnach habe im Juni 1952 - nachdem die Sauerbruch-Memoiren zum Bestseller geworden waren - die Corona-Filmproduktion die Verfilmung beschlossen und die Rechte erworben. Fritz Kortner habe den Exposé-Auftrag erhalten, als Hauptdarsteller sei Werner Hinz vorgesehen worden. Doch die Corona hätte Kortners Entwurf als "unfilmisch" beurteilt und daraufhin Felix Lützkendorf als Drehbuchautor engagiert. Regie sollte nun Josef von Baky führen, O. E. Hasse den Sauerbruch spielen.[2] Lützkendorf habe drei Drehbüchentwürfe verfaßt, bis man bei der Corona zufrieden gewesen sei. Josef von Baky sei jedoch ("er hatte andere Pläne - und Einwendungen") dann als Regisseur abgesprungen, Rudolf Jugert habe keine Zeit gehabt, so daß letztendlich Rolf Hansen die Regie übernommen habe. Hansen sträubte sich nach dem Zeitungsbericht nun allerdings gegen Hasse als Darsteller. Er habe Ewald Balser für die Hauptrolle verlangt. Nach juristischen Auseinandersetzungen sei gegen Zahlung der vollen Gage der Vertrag mit Hasse gelöst worden.[3] Die Produktion sei jedoch noch einmal verzögert worden,

---

[1]Vgl. Spandauer Volksblatt, 23. 10. 1953.
[2]Diese Stufe wird bestätigt durch einen Bericht der in Frankfurt erscheinenden Abendpost vom 29.10.1954.
[3]Nach dem Bericht in der Abendpost (wie Anm. 2) hatte Hansen Hasse in "I confess" gesehen und ihn als zu "unsympathisch" für "die warmherzige Rolle aus Lützkendorfs Drehbuch" zurückgewiesen.

als Hansen Anfang Oktober 1953 in ein Münchener Krankenhaus eingeliefert wurde, um sich einer Blinddarmoperation zu unterziehen.

Der Drehbuchautor, für die ideologische Gestaltung des Films wichtiger als der Regisseur, war kein Unbekannter: Der promovierte Germanist Felix Lützkendorf, geboren 1906, war schon im Dritten Reich ein vielbeschäftigter Schriftsteller gewesen, der im Sinne nationalsozialistischer Ideologie Romane, Dramen und Drehbücher verfaßt hatte.[4] So stellte er sich mit Drehbüchern zu Filmen wie "Wunschkonzert" (1940), "Stukas" (1941) und "GPU" (1942) ganz in den Dienst der NS-Propaganda. Nach 1945 erhielt er zeitweise Veröffentlichungsverbot. Doch bald war er wieder aktiv. U.a. war er Koautor des Drehbuchs zu dem Medizinfilm "Haus des Lebens" (1952).

Der in der NS-Zeit relativ unbelastete Regisseur Rolf Hansen (1904-?), der die Inszenierung des Sauerbruch-Films übernahm, war schon seit dem Ärztekrimi "Damals" (1943) mit dem Genre vertraut.[5] Nach dem Krieg wurde Hansen zum notorischen Arztfilmregisseur: In kurzer Zeit inszenierte er "Dr. Holl" (1951), "Das letzte Rezept" (1952) und "Die große Versuchung" (1952).

Auch der Hauptdarsteller hatte Erfahrung mit Arzt- bzw. Medizinfilmen: Ewald Balser (1898-1978).[6] In "Die Frau am Scheidewege" (1938; R: J. von Baky) hatte er

---

[4]Zur Orientierung über Lützkendorf vgl. Hans Sarcowicz: [Artikel] Lützkendorf, Felix, in: Literatur-Lexikon. Autoren und Werke deutscher Sprache. Hrsg. von Walther Killy. Bd. 7. Gütersloh/München 1990, S. 379f. Demnach debütierte Lützkendorf 1933 mit dem antipolnischen Stück "Grenze". Vgl. auch Boguslaw Drewniak, Der deutsche Film 1938-1945. Ein Gesamtüberblick. Düsseldorf 1987, S. 959 und passim. Demnach war Lützkendorf im Krieg SS-Kriegsberichterstatter bei der Leibstandarte Adolf Hitler. Wegen seiner "Mitarbeit am neuen, politisch ausgerichteten Film" erhielt er 1942 das Kriegsverdienstkreuz II. Klasse ohne Schwerter. Mit Karl Ritter, der auch Regie führte, verfaßte er 1939 für die UFA das Drehbuch zu dem "Pimpfe"-Film "Kadetten" (U: 2.12.1941). - Laut einer Veröffentlichung eines Anonymus in der Ludwigshafener Zeitung Die Freiheit vom 8.10.1954 war Lützkendorf ein "ergriffener Verächter" der (Weimarer) Republik. Er verfaßte u. a. Bücher wie "Kadetten des großen Königs" (1939) und "Söhne des Krieges" (1942): Nach dem Anonymus galt in bezug auf den "Sauerbruch"-Film: "Da weiß doch das Ausland gleich wieder, in wessen Hände wir unsere kulturellen Anliegen gelegt haben". Die "bekannte Hugenberg-Sentimentalität" stehe als "nationale Mentalität" wieder auf.
[5]Vgl. [Artikel] Rolf Hansen - Regisseur, in: Cinegraph. Lexikon zum deutschsprachigen Film. Hrsg. von Hans-Michael Bock. Hamburg 1984ff., Lieferung 12, D1-D4.
[6]Vgl. Drewniak, wie Anm. 4, S. 920 und passim. Balser, in Deutschland 1898 geborener österreichischer Schauspieler, war seit 1928 auf prominenten Bühnen in Wien, Berlin und

die Rolle des Professor Henrici gespielt, war also bestens auf den "Sauerbruch" vorbereitet.

Von den übrigen Schauspielern seien hier nur noch zwei besonders erwähnt: Heidemarie Hatheyer konnte in ihrer Darstellung der kranken Olga Ahrends an ihre Rolle als Moribunde in dem auf die Propagierung der sogenannten "Euthanasie" zielenden Film "Ich klage an" (1941) anknüpfen, und Erich Ponto, Darsteller des psychiatrischen Chefarztes, hatte schon den Professor Gandolphi in "Die große Versuchung" (1952) gespielt.

Bevor näher auf den Film einzugehen ist, muß jedoch die Entstehung der "Memoiren" Sauerbruchs, die Lützkendorf als wohl einzige Quelle für das Drehbuch dienten, dargestellt werden.[7] Sauerbruch war nach Kriegsende Direktor der Chirurgischen Klinik der Charité geblieben. Vielleicht schon im Juli 1946, mit Sicherheit jedoch im Frühsommer 1948 wurde deutlich, daß er unter einer Zerebralsklerose mit auffälligen Symptomen wie Stimmungslabilität, Unkonzentriertheit und Erinnerungsverlust litt. Operationen mißlangen, Patienten starben durch seine Schuld nach harmlosen Eingriffen. Am 3.12. 1949 mußte Sauerbruch nach langanhaltendem Widerstand gezwungenermaßen sein Amt an der Charité niederlegen. Dies verhinderte jedoch nicht, daß er auch weiterhin Patienten behandelte. Dabei operierte er u.a. einzelne Kranke in seinem Privathaus. Seine finanzielle Situation wurde im Laufe der Nachkriegszeit immer problematischer (dies ganz im Gegensatz zu der Darstellung des Films). So entstand schon 1948/49 der Plan, die Lebenserinnerungen zu publizieren. Im April 1950 nahm der Plan Gestalt an. Der Schriftsteller Hans Rudolf Berndorff wurde von dem Verleger Helmut Kindler als "ghostwriter" engagiert. Berndorff bemerkte jedoch sehr bald, daß der Zustand Sauerbruchs eine problemlose Abfassung nach dem Muster "Sauerbruch erzählt, Berndorff formuliert" nicht zuließ. Dennoch hielt der Verleger an seinem Plan fest. Durch Einbeziehung externer Materialien wie etwa diverser Veröffentlichungen Sauerbruchs sollte das Datengerüst der Vita gesichert werden. Anfang Juni 1951 verschlechterte sich der Gesundheitszustand Sauerbruchs zunehmend, am 2. Juli 1951 verstarb er. Die "Memoiren" - großteils von Berndorff formuliert - erschienen anschließend als Vorabdruck in 32 Folgen in der Illustrierten "Revue". Im November 1951 lagen sie unter dem Titel "Sauerbruch - das war mein Leben" als Buch gedruckt vor.[8] Der Chir-

München tätig. Seit 1935 trat er auch in Filmen auf. Bis 1945 spielte er 13 Rollen. Nach 1945 war er am Burgtheater in Wien tätig.
[7]Vgl. dazu Jürgen Thorwald: Die Entlassung. Das Erbe des Chirurgen Ferdinand Sauerbruch. Überarbeitete Taschenbuchausgabe. München/Zürich 1967 (Erstdruck 1960).
[8]Vgl. Ferdinand Sauerbruch: Das war mein Leben. München 1964 (Erstdruck 1951).

urg R. Nissen, ein früherer Mitarbeiter Sauerbruchs, fand die Lektüre des Werks "tief deprimierend", es sei "voll von Irrtümern". Er verfaßte eine Besprechung für die Deutsche Medizinische Wochenschrift, in der es hieß: "Der Titel 'Das war mein Leben' muß den Eindruck erwecken, daß Sauerbruch das Buch selbst geschrieben hat. Auch ohne Kenntnis der Vorgeschichte dieser Lebensdarstellung wird jeder, der Sauerbruchs klaren und schönen Stil kennt, eines Besseren belehrt. Es handelt sich um eine Reportage von Geschichten, die Sauerbruch zu einer Zeit erzählt hat, als er schon von dem Leiden gezeichnet war, das am 2. Juli zu seinem Tode führte".[9]

Dies war also die Quelle, aus der der Drehbuchautor sein Wissen schöpfte. Lützkendorf ging nun mit diesem an sich schon problematischen Text sehr frei um. Er griff zwar manche Anekdote direkt auf und übernahm viele Dialoge. Doch stellte er Episoden aus verschiedenen Lebensepochen zusammen[10] und konzentrierte sie auf wenige Tage im Spätherbst 1948[11], um so Sauerbruch "am Ende seines Lebensweges", aber doch noch auf der Höhe seiner Schaffenskraft zeigen zu können. Um das Panorama des Sauerbruchschen Heldenlenbens ganz entfalten zu können, wurde Vergangenes in Rückblenden herangeholt, und zwar anläßlich von Geschichten, die Sauerbruch seinen Patienten bzw. seinem Assistenten Dr. Winters erzählt. Doch nicht nur die Elemente, die aus den "Memoiren" aufgegriffen oder umgearbeitet wurden, sind von Belang. Interessant sind auch die Teile, die nicht berücksichtigt wurden, so etwa der Rechtfertigungsversuch Sauerbruchs (demnach war er ein "Mann des Widerstands") in den Kapiteln "Das dritte Reich", "Hindenburg" und

---

[9]Vgl. Rudolf Nissen: Helle Blätter - dunkle Blätter. Erinnerungen eines Chirurgen. Stuttgart 1969, S. 174.

[10]Um nur einige Beispiele zu nennen (die Seitenangaben in Klammern beziehen sich auf Sauerbruch, Das war mein Leben, wie Anm. 8): Die Episode mit dem jungen Metallarbeiter, dem durch eine Umkipp-Plastik geholfen werden konnte, fand schon in der Münchener Zeit Sauerbruchs, d. h. zwischen 1918 und 1927 statt (S. 279-281); das kleine Mädchen mit dem verkrüppelten Fuß kam in der Marburger Zeit (1908-1910) zu Sauerbruch (S. 116); die Episode mit dem "Katzen-Vater" fällt in die Zeit zwischen 1933 und 1945 (S. 375-378); die Operation eines Herzaneurysmas (im Film die Moralt-Operation) fand vor 1937 statt (S. 387-393); die für den Film zentrale Episode mit der "Selbstmörderin" ereignete sich in der Zeit, als "Prof. B." (S. 464), d. i. Karl Bonhoeffer, Direktor der psychiatrischen Abteilung der Charité war, also vor 1938.

[11]Die zeitliche Bestimmung ergibt sich aus den Eintragungen auf den Tafeln, die sich über den Patientenbetten befinden. Einige Ungereimtheiten im Drehbuch lassen sich jedoch nicht übersehen. So heißt es im Film, Sauerbruch sei seit 12 Jahren mit seiner (zweiten) Frau verheiratet. Die Heirat erfolgte in Wirklichkeit 1939, so daß man auf 1951 als Handlungsjahr schließen müßte. Auch die Angabe im Film, er habe jetzt 52 Jahre den "weißen Kittel" an, ist historisch problematisch. Sauerbruch machte 1901 sein Staatsexamen; der Film würde also 1953, nach seinem Tode - er verstarb am 2. Juli 1951 - spielen.

"Wen die Göttter verderben wollen".[12] Auch die (in den "Memoiren" schon ge-
schönte, denn die Auseinandersetzungen um den Rücktritt wurden natürlich nicht
erwähnt) Schilderung der direkten Nachkriegszeit blieb ausgespart.[13]

Der Inhalt des "Sauerbruch"-Films wurde in einer Presse-Mitteilung der Corona-
Schorchtfilm wie folgt zusammengefaßt:[14]

"Im brandenden Verkehr einer Berliner Hauptstrasse wirft sich plötzlich eine junge
Frau vor die Strassenbahn. Wieder ein Selbstmordversuch! Das ist nichts Unge-
wöhnliches in den schweren Jahren nach dem Krieg. Geheimrat Sauerbruch, der das
Unglück auf seinem täglichen Weg in die Charité mitangesehen hat, ordnet nach
kurzer Untersuchung die Überführung der Verunglückten in seine Klinik an.
Während Sauerbruch seiner Pflicht als Hochschullehrer und Chirurg nachgeht, wartet er auf die Meldung von der Einlieferung der jungen Frau. Er bereitet die Operation des Oberkellners Paul Moralt vor, ohne ihm zu sagen, dass es dabei auf Tod
und Leben gehen wird, er spricht mit Studenten, prüft junge Ärzte, tröstet Verzwei-
felte und findet besonders gute Worte für den Postschaffner Otto Wendlandt, der
nicht ahnt, dass er nur noch ein paar Tage zu leben hat. Während Sauerbruch so in
seiner robust-jovialen Art sein gewohntes menschlich-ärztliches Tagewerk tut, denkt
er immer unruhiger an die junge Frau, die ihm gewissermassen unter den Händen
verschwunden ist. Schliesslich findet sie sich hinter den Gittern der psychiatrischen
Klinik, wohin sie gebracht wurde, weil sie doch Selbstmörderin ist. Sauerbruch holt
sie in einem Wutanfall über solche Bürokratie in seine Klinik und entdeckt schon bei
der ersten Untersuchung, dass ihr seelischer Zusammenbruch seine Ursachen in einer schweren inneren Erkrankung hat. Er weiss in diesem Augenblick, dass er diese
Olga Ahrends nicht zufällig auf der Strasse gefunden hat - am Ende seines Lebensweges hat ihm das Schicksal noch einmal die Aufgabe gestellt, sich vor eigenen inneren Zweifeln zu bewähren.
Aber all die anderen Kranken dürfen darüber nicht vergessen werden. In einer dramatischen Operation kann Paul Moralt gerettet werden, obwohl selbst der Oberarzt
zum Abbruch rät - Sauerbruchs Erfahrung und Entschlossenheit siegen.
Und dann sitzt der Geheimrat wieder an den Betten der Kranken, von denen jeder an
ihn glaubt und gerade von ihm seine Heilung verlangt, und erzählt ihnen seine Geschichten, die er in kleinen Dosen als eine Arzt Medizin an sie verteilt.

---

[12]Vgl. Sauerbruch, wie Anm. 8, S. 361-438. Vgl. dazu aber Fridolf Kudlien und Christian
Andree: Sauerbruch und der Nationalsozialismus. In: Medizinhistorisches Journal 15
(1980), S. 201-222. Demnach war Sauerbruch zwar kein fanatischer Nationalsozialist, aber
ein "schwankender, 'differenzierter Bejaher'" (ebd., S. 221).
[13]Vgl. Sauerbruch, wie Anm. 8, S. 444-450; vgl. dazu auch Dietrich Tutzke: Zur Wirk-
samkeit Ferdinand Sauerbruchs (1875-1951) in der Periode der antifaschistisch-demokratischen Umwälzung. In: Zeitschrift für die gesamte Hygiene und ihre Grenzgebiete 31
(1985), S. 318-320.
[14]Vgl. die undatierte Pressemitteilung der Corona-Schorchtfilm (Deutsches Filmarchiv
Frankfurt am Main).

Da hört Olga Ahrends, die sich selbst aufgeben will, wie Sauerbruch während des Bürgerkriegs in München zum Tode verurteilt, schon vor den Gewehren stand und auf wunderbare Weise doch gerettet wurde - und der genesende Moralt, der sich Gedanken um die Rechnung macht, erfährt die lustige Geschichte vom Oberkellner des "Bristol" in Berlin, der einfach nicht fassen kann, was Sauerbruch ihm während eines grossen Festes für eine sonderbare Rechnung schreibt - und Otto Wendlandt, der sich immer rühmte, der Briefträger Hindenburgs gewesen zu sein, erfährt aus Sauerbruchs Mund, wie der alte Herr damals gestorben ist und ergibt sich nach solchem Bericht williger in sein Sterben. Und dazwischen geschieht es, dass der todmüde Sauerbruch am Ende eines schweren Tages, da ihn daheim ein kleines Fest erwartet, dies alles doch über den bittenden Augen einer kleinen Katze vergisst, die ihm von ihrem Herrn auf den Arm gelegt wird - noch tief in der Nacht rettet er das kleine Wesen.

Und rettet zuletzt auch, gegen Mikroskope und Röntgenbild, aus der Tiefe seiner Intuition und Erfahrung heraus jene Olga Ahrends - rettet sie ihrem Mann und ihren Kindern und einer glücklichen Zukunft. Und bewährt sich damit am Ende seines Weges auch vor den eigenen Zweifeln.

Nahe Geschichte steht auf in diesem Film und dennoch ist zwischen Lächeln und Tränen einfach nur der Alltag eines grossen Arztes gezeigt, vor dem alle Menschen, ob reich oder arm, bloss Hilfesuchende sind. Aus ebenso dramatischen wie erschütternden Szenen heraus sehen uns noch einmal die Augen des berühmten Chirurgen an, der nicht nur ein grosser Arzt, sondern auch ein grosser Mensch gewesen ist."

Daraus erhellt, daß die Handlungsführung vom Drehbuchautor ausschließlich auf Sauerbruch zugeschnitten worden war. Er wird als genialer Wissenschaftler, als großer Arzt und als außergewöhnliche Persönlichkeit dargestellt. Obwohl diese Bereiche natürlich miteinander verbunden sind, sollen sie im folgenden aus Gründen der Übersichtlichkeit getrennt analysiert werden.

Sauerbruch wird in der fortschrittsorientierten Medizingeschichte tatsächlich als Erfinder neuer Therapiemethoden geführt. Im Film werden erwähnt: 1.) die Umkipp-Plastik[15] (geplante Operation bei einem jungen Metallarbeiter mit einem Sarkom) ; 2.) die Unterdruckkammer für Operationen im Brustraum[16] (gezeigt in einer Rück-

---

[15]Sauerbruch erfand die Umkipp-Plastik schon in seiner Züricher Zeit während des Ersten Weltkrieges. Dabei wird der erkrankte Oberschenkelknochen herausgenommen und dafür der gesunde, um 180 Grad gedrehte Unterschenkelknochen eingesetzt, wonach eine künstliche Unterschenkelprothese angebracht wird; vgl. Karl Vossschulte: Ernst Ferdinand Sauerbruch (1875-1951). In: Klassiker der Medizin, hrsg. von Dietrich von Engelhardt und Fritz Hartmann, Bd. 2. München 1991, S. 337-349 u. 445-448, hier S. 342; vgl. auch Sauerbruch, wie Anm. 8, S. 279-281.

[16]Vgl. dazu Vossschulte, wie Anm. 15, S. 338. Sauerbruch hatte 1904 als Assistent in Breslau unter von Mikulicz-Radecki eine Unterdruckkammer konstruiert. Der Kopf mit dem Luftwegsystem des Patienten ragte dabei nach außen, der eröffnete Brustkorb, dessen Un-

blende) und 3.) der Sauerbruch-Arm[17] (gezeigt bei einem früher von Sauerbruch operierten Orgelspieler).

Auffällig ist, daß vor allem Sauerbruchs bekannteste Leistung, die Entwicklung der Unterdruckkammer, erst sehr spät im Film erwähnt wird. Dies mag ein Zeichen dafür sein, daß nicht der Wissenschaftler Sauerbruch im Vordergrund stehen sollte (dies ist ein Unterschied etwa zu Filmen wie "Robert Koch" oder "Semmelweis"), sondern der Arzt und Mensch. Bemerkenswert ist auch, daß Sauerbruch in seiner eigentlichen Domäne, der operativen Medizin, wiederum erst relativ spät gezeigt wird.[18] Wesentlich früher wird er in den Hörsaalszenen als versierter Diagnostiker charakterisiert. Auch wenn er sich bei Moralt irrt, wobei die Fehldiagnose durch die gelungene Operation wettgemacht wird, erweist er sich doch bei dem jungen Metallarbeiter mit Sarkom, dem jungen Mädchen mit Spitz-Klumpfuß, später bei dem moribunden Briefträger Wendtland und bei Olga Ahrends als überlegener Diagnostiker. Die Diagnostik ist bei dem Film-Sauerbruch nicht so sehr auf moderne Hilfsmittel angelegt (obwohl er, wie ausdrücklich betont wird, Mikroskope und Röntgenstrahlen nicht verachtet): Er ist der Meister der intuitiven Diagnose, gestützt auf ärztliche Erfahrung. Dies wird vor allem im Falle Olga Ahrends deutlich, wo er gegen die Psychiater, gegen seine chirurgischen Kollegen und gegen die Pathologin recht behält. Stolz bemerkt er: "Mikroskope sind ja ganz schön, aber 40 Jahre Erfahrung sind auch kein Pappenstiel". Die Herausstellung der Fähigkeit Sauerbruchs zur intuitiven Diagnose dient offenkundig der Mythisierung des Überarztes Sauerbruch, der sich über die gemeine Medizinerwelt mit ihren technischen Hilfs-Mitteln erhebt.

---

terdruck die Lunge normalerweise ausgespannt hält, wurde dem Unterdruck ausgesetzt, so daß die Lunge nicht kollabierte; vgl. auch Sauerbruch, wie Anm. 8, S. 55-72. Festzuhalten ist allerdings auch, daß Sauerbruch durch seine Ablehnung der fortschrittlichen endotrachealen Beatmungsmethode die Entwicklung der Thoraxchirurgie in Deutschland negativ beeinflußte; vgl. dazu H. Wolff und J. Pertschy: Sauerbruch und die Thoraxchirurgie. In: Zentralblatt für Chirurgie 114 (1989), S. 1299-1308.

[17]Der Sauerbruch-Arm, erfunden zur Zeit des Ersten Weltkrieges in Zürich, ist ein Verfahren, Prothesen bei Armamputierten durch Benutzung der Muskeln des Amputationsstumpfes willkürlich bewegbar zu machen. Durch einen Kanal in der Stumpfmuskulatur wird mit Hilfe eines Elfenbeinstiftes die Kontraktion der Unterarmmuskulatur auf die Kunsthand übertragen; vgl. dazu Vossschulte, wie Anm. 15, S. 342 und Fritz Kümmerle: Ferdinand Sauerbruch. In: Berlinische Lebensbilder. Mediziner, hrsg. von Wilhelm Treue und Rolf Winau. Berlin 1987, S. 358-366, hier S. 364; vgl. auch Sauerbruch, wie Anm. 8, S. 197f.

[18]Es sind nur die Operationen an Graf Arco (München 1919), die dramatische Moralt-Operation (Herzaneurysma) und die Operation der Olga Ahrends (Nebenschilddrüse) zu sehen.

Doch der Film-Sauerbruch hat noch weitere Schattierungen. So ist seine besondere Form der "Psycho"-Therapie und seine Einstellung zur ärztlichen Ethik vom Drehbuchautor mit besonderem Interesse bedacht worden. Eine besondere Spitze erhält der Film nämlich durch seine dezidiert antipsychiatrische Haltung. Die Psychiater verstehen nicht nur nichts von Oberschenkelbrüchen (der Oberarzt hält den Bruch der Olga Ahrends für nicht schwerwiegend), sondern, schlimmer noch, auch nichts vom Seelenleben der Patienten. Der Oberarzt diagnostiziert eine endogene Depression. Nachdem Sauerbruch mit Olga im Beisein des Chefarztes gesprochen hat, revidiert der Chefarzt die Diagnose in Richtung auf psychogene "Fallsucht". Das psychiatrische Personal ist durchweg unsympathisch dargestellt: Der Oberarzt ist kühl-arrogant, die Oberschwester droht Olga unverhohlen mit Gewalt, sollte sie ihr Schweigen aufrecht erhalten, der Chefarzt wird als intellekutueller Schönredner lächerlich gemacht (Sauerbruch:"Ja, ja. Ich kenne eure Theorie: Flucht in die Krankheit. Aber glaube mir, bei dieser Patientin ist es umgekehrt"). Bei dem Zusammentreffen des Chirurgentrosses mit der psychiatrischen Visite im Foyer wird die Abneigung Sauerbruchs (und des Drehbuchautors) gegen die Psychiatrie explizit. Der Chefarzt schimpft über die operationswütigen Chirurgen. Sauerbruch entgegnet: "Der Mensch erträgt viel, Chirurgen, Erdbeben und Kriege. Aber die Psychiatrie wird ihn umbringen. Ich hab beobachtet, je mehr Psychiater es gibt, desto mehr Verrückte findet man". Dieser Rundumschlag gegen die Psychiatrie ist umso bemerkenswerter, als er in den Sauerbruch-Memoiren in dieser Drastik nicht angelegt ist.[19] Der Film-Sauerbruch ist der bessere Seelenarzt, vor allem durch seine Geschichten, die die Patienten trösten, unterhalten oder erziehen wollen. Im Gespräch mit Dr. Winters sagt Sauerbruch explizit: "Ein Arzt, der den Kranken gute Geschichten erzählt, braucht die Hälfte Spritzen und Medizin".

Sauerbruch ist auch die Inkarnation einer bevormundend-paternalistischen Einstellung im medizinethischem Bereich. Den jungen Metallarbeiter läßt er durch Dr. Winters schonungslos über die drohende Amputation aufklären, ist dann aber doch bereit, noch einmal über eine Alternative nachzudenken. Den todkranken Wendtland klärt er anfangs nicht auf, um es ihm "noch ein bißchen gemütlich" zu machen. Wenn er einen Fehler begangen hat, ist der Film-Sauerbruch zur Revision bereit. Dies wird soweit überzeichnet, daß er sogar den durchgefallenen Examenskandidaten einbestellt, der im Examen bei Moral eine Fehldiagnose gestellt hatte, um sich bei

---

[19]Die Patientin redet hier mit ihrem Psychiater, der als Anfänger beschrieben wird; von einer Fallsuchtdiagnose durch den Chefarzt ist keine Rede, der Wortwechsel zwischen Sauerbruch und dem Chefarzt im Foyer ist vom Drehbuchautor erfunden; vgl. Sauerbruch, wie Anm. 8, S. 458-474.

diesem zu entschuldigen: "Man muß die Jungs dazu erziehen, ihre Fehler zuzuge-
ben. Ich sag's, wenn ich Bockmist gemacht habe". Dieser Überarzt Sauerbruch behandelt seine Patienten ungeachtet ihrer Herkunft und politischen Couleur. Seine
Liebe zur Kreatur ist sogar so stark, daß er den Siamkater des "Katzen-Vaters" spät
abends noch operiert, obwohl zu Hause eine Festgesellschaft auf ihn wartet. In bezug auf die Honorare ist der Film-Sauerbruch eine Art Robin Hood der Medizin: Er
nimmt, wie am Beispiel des Bristolkellners und des Kellners Moralt ebenso wie am
Beispiel von Olga Ahrends gezeigt wird, von den Armen kein Honorar, sondern holt
es sich von den Reichen. Dies mag in gewissen Grundzügen mit dem Verhalten Sauerbruchs in der Zeit vor 1945 übereinstimmen.[20] Doch mit der Realität der Nach-
kriegssituation Sauerbruchs hat diese Darstellung nichts gemein.[21]

Vom Überarzt Sauerbruch ist die Überleitung zum Übermenschen Sauerbruch nicht
schwer. Besonderen Wert legte der Drehbuchautor auf die Erwähnung der einfachen
Herkunft Sauerbruchs (wobei die suggerierte Armut Täuschung war: der
"Schuhladen" des Großvaters war ein prosperierendes kleines Unternehmen).[22] Der
Film-Sauerbruch ist eine starke Persönlichkeit, die ihrer Umgebung den Stempel
aufdrückt. Er duzt jedermann (wichtige Ausnahmen: Hindenburg und der
"Katzenvater"). Er ist direkt im Umgang mit Menschen, unbürokratisch (stellt den
Assistenten Winters ohne Papiere sofort wieder ein), leutselig, arbeitswütig. Er ist
kultiviert (Mozart und Bach!), dem Luxus nicht abgeneigt (Mercedes mit Fahrer).[23]
Zu seiner jungen Frau, mit der er seit 12 Jahren verheiratet ist, ist er liebevoll-char-
mant, im Hörsaal dagegen fallen auch chauvinistische Äußerungen. Wie in der
Wirklichkeit ist der Film-Sauerbruch launisch-barsch und explosiv, aber, so wird es
im Film suggeriert, das sind nur kleine Schwächen. Einem großen Mann gestattet
man diese. Mit über 70 Jahren (sein genaues Alter wird nicht erwähnt) ist der Film-
Sauerbruch allerdings auch müde, leichte Selbstzweifel stellen sich ein. Er bereitet
seinen Rücktritt vor. Dies steht übrigens ganz im Gegensatz zur Darstellung in den
"Memoiren", wo von einer solchen Absicht nicht die Rede ist. Der Fall Olga Ahrends soll sein letzter Fall sein: "Hab ich da Recht gehabt? Dann will ich gerne glauben daß der, der mir meine Hände gab, mir auch den Dickschädel dazu gab, mich
durchzusetzen. Dann will ich beruhigt und zufrieden meinen Kittel an den Nagel

---

[20]Vgl. Vosschulte, wie Anm. 15, S. 344. Doch ist schon für die Zeit vor 1945 vor der
Überstrapazierung des Topos vom Retter der Armen zu warnen.
[21]Vgl. Thorwald, wie Anm. 7, passim.
[22]Vgl. Thorwald, wie Anm. 7, S. 13.
[23]In Wirklichkeit fuhr er nach dem Krieg einen Opel. Mercedes und Fahrer Elbell fallen in
die Vorkriegszeit; vgl. Sauerbruch, wie Anm. 8, S. 330-332.

hängen". Durch ihr happy end besiegelt diese Episode die ungebrochene Kompetenz Sauerbruchs.

Zur Überhöhung Sauerbruchs im Film dient natürlich auch, daß in der entscheiden-den Nacht für Olga Ahrends seine größte wissenschaftliche Leistung, die Entdeckung der Unterdruckkammer, in der Rückblende visualisiert wird. Die Apotheose wird je-doch erst mit der Schlußszene in der Kirche erreicht. Die Immanenz in Gestalt des Organisten mit Sauerbrucharm leitet durch sein Spiel über zur Transzendenz. Nicht nur die Musik, sondern auch der Text der Bach-Kantate Nr. 26 ("Ach so nichtig, ach so flüchtig") wurde von dem Komponisten Mark Lothar - darauf wies G. Bliers-bach[24] nachdrücklich hin - entscheidend verändert. Der Chor singt die bei Bach nicht vorkommende Zeile "Unser Leben ist ein Schatten". Das barocke vanitas-Mo-tiv wird damit noch einmal verstärkt. Frau Sauerbruch greift die Textzeile auf und stellt ihrem Mann nachdenklich, aber zuversichtlich im Grundton, eine (eigentlich rhetorische) Frage: "Wirklich nur Schatten?" Sauerbruch sagt: "Genausoviel Licht". Sie lauschen dem Gesang. Die Orgel ertönt. Durch die Rosette der Kirche fallen Lichtstrahlen. Die Apotheose ist vollendet. Der Heiler hat sein Seelenheil gefunden, die Welt kann zurücktreten.

Der Sauerbruch-Film ist ein Film der 50er Jahre. Die politische Kultur dieser Zeit war laut Hans Karl Rupp geprägt "durch Rückbesinnung auf traditionelle Werte, durch Konformität in Fragen des politischen Verhaltens, durch eine Sehnsucht nach vormodernen Zusammenhängen und zugleich durch einen starken Bedarf nach pri-vatem Glück".[25] Nichts könnte besser auch den ideologischen Hintergrund des Sau-erbruch-Films skizzieren. Es ist ein Unterhaltungsfilm, allerdings ein Unter-haltungsfilm mit starkem ideologischem Einschlag. Sein eigentliches Thema ist nicht die Nachkriegszeit, obwohl er 1948 spielt. Die historische Wirklichkeit des Jahres 1948 wird nur gelegentlich, und wenn, dann verzerrt dargestellt. In der ersten Szene (Rohbau eines mehrstöckigen Hauses, an dem zahlreiche Handwerker tätig sind) wird angezeigt, daß es vorwärts geht: Aufbau heißt die Parole. Die wenigen Ein-stellungen von Berlin zeigen nur selten Trümmer, und wenn, dann nur von ferne. Die Straßen sind befahren, die Ampelanlagen funktionieren. Nur in Form eines zyni-

---

[24]Vgl. Gerhard Bliersbach: Ferdinand macht's. In: ders.: So grün war die Heide... Die gar nicht so heile Welt im Nachkriegsfilm. Weinheim und Basel 1989, S. 111-139, hier S. 138.
[25]Hans Karl Rupp: "wo es aufwärts geht, aber nicht vorwärts". In: Dieter Bänsch (Hrsg.): Die fünfziger Jahre. Tübingen 1985, S. 31, zitiert nach Klaus Kreimeier: Die Ökonomie der Gefühle. Aspekte des westdeutschen Nachkriegsfilms. In: Deutsches Filmmuseum Frankfurt am Main (Hrsg.): Zwischen Gestern und Morgen. Westdeutscher Nachkriegsfilm 1946-1962, Frakfurt am Main 1989, S. 8-28, hier S.17.

schen Bonmots wird auf die Situation der 1948 noch immer massiv zerstörten Stadt hingewiesen. Sauerbruch entgegnet auf die Bemerkung des gerade aus der Gefangenschaft zurückgekommenen Dr. Winters, die Lager in Afrika seien kein Sanatorium: "Berlin och nicht!". Die Teilung der Stadt, für den historischen Sauerbruch in der Nachkriegszeit von außerordentlicher Bedeutung, denn die Charité, an der er arbeitete, lag ja im Ostteil der Stadt, wird nicht thematisiert. Auch die Geschichte der Olga Ahrends, die soziale Problemlagen deutlich machen könnte (ihr Mann ist ehemaliger Soldat), wird verklärend erzählt. Sauerbruch, der sich nicht zu schade ist, Herrn Ahrends im Wedding aufzusuchen, überspielt die Klage Olgas über ihre soziale Situation mit dem Hinweis auf seinen eigenen Aufstieg.

Doch nicht nur die Realität des Jahres 1948 wird ausgeblendet. Auch die nahe Vergangenheit ist fast völlig ausgespart. Auf die Schrecken des Krieges wird nur angespielt, etwa wenn Sauerbruch lakonisch zu dem jungen Metallarbeiter, dem die Amputation droht sagt: "Das haben Tausende im Krieg durchgemacht, mein Junge. Sie leben doch weiter und arbeiten". Das Dritte Reich wird nur in Chiffren kenntlich, wenn etwa ein junger Patient von dem "Malheur" spricht, das mit Hindenburg begann. Der Name Hitlers wird, ein Zeichen für die Verdrängungsleistung des Films, nicht ausgesprochen. Hindenburg werden die Worte in den Mund gelegt: "Jetzt ist die Armee noch auf mich vereidigt. Aber wenn ich gehen muß, dann wird er sie auf sich vereidigen. Und wohin wird ER [Hervorhebung U.B.] sie führen. Daß ich sie jetzt grad allein lassen muß".

Die Hindenburg-Szene führt, ebenso wie die zweite "politische" Rückblende des Films, die Darstellung Sauerbruchs zur Zeit der Münchener Räterepublik 1919, ins ideologische Zentrum des Films.

Die Rückblende in das revolutionäre München erweist Sauerbruch vordergründig als Arzt, der nur Patienten kennt und keine "Politik". In den "Memoiren" war der im Film (er wolle einer Regierung, die Todesurteile ohne reguläre Verhandlung vollstrecke, nicht gehorchen) ins allgemein Humane umstilisierte Anti-Sozialismus deutlicher geworden, wenn es heißt, Sauerbruch habe bei seiner Anhörung "eure Sauregierung" gerufen.[26] Doch trotz dieser Abmilderungen ist die antisozialistische Tendenz der Rückblende nicht zu übersehen. Im Kontext des Kalten Krieges ist sie natürlich auch als eine direkte antikommunistische Aussage zu verstehen, obwohl Sau-

---

[26]Vgl. Sauerbruch, wie Anm. 8, S. 253.

erbruch ja im Film (wie in den "Memoiren"[27]) durch einen russischen Kommissar, dessen arme Mutter er in Zürich operiert hatte, gerettet wird. Dennoch lautet die Quintessenz dieser Sequenz: Sozialismus ist Chaos. Zurück zur wilhelminischen Ordnung!

Noch deutlicher wird die restaurative Tendenz in der Hindenburgszene. Hier hat der Drehbuchautor noch stärker als in der Münchenszene eingegriffen und einiges im Vergleich zu den "Memoiren" geändert, so daß ein Textvergleich Aufschlüsse über seine Absichten geben kann.

Nach den Memoiren saß Sauerbruch am 29. Juli 1934 in Neudeck am Krankenbett Hindenburgs.[28] Dabei soll die Frage gestellt worden sein:"Ist Freund Hein bereits im Schloß und wartet?" Über Politik wurde nicht gesprochen. Am 31. Juli sei Hitler in Neudeck angekündigt gewesen. Dies habe Hindenburg unruhig gemacht, als ob er sich vor der Unterredung gefürchtet habe. Hindenburg habe Sauerbruch darauf einiges erklärt: "Zusammengefaßt war das der Inhalt seiner Worte: Er müsse Hitler sehen. Er, Hindenburg, habe schon einmal vor der Weltgeschichte versagt, als er den Kaiser nach Doorn jagte. Aus Sorge um seine eigene Bequemlichkeit könne er nicht zum zweitenmal versagen. Dann schloß er die Augen und fiel in einen Halbschlaf. In diesem Zustand begann er leise zu sprechen. Ich hörte, daß er sich im Geiste mit seinem ehemaligen Kaiser, mit Wilhelm II., unterhielt. Zwischen Traum und Wachen beschwor er den letzten deutschen Kaiser, den letzten preußischen König, ihm zu verzeihen, daß er ihn damals 1918 verlassen habe, und daß er dazu beigetragen habe, ihn zur Reise nach Holland zu bewegen".[29] Ob dieses Gespräch so stattgefunden, ist nicht bekannt. Es ist allerdings wenig wahrscheinlich, daß Hindenburg sich vor Hitler, den er selbst mit an die Macht brachte, gefürchtet haben soll.

Im Film sagt Hindenburg (im Bett): "Die Nacht war schlecht [...]. Es ist gar nicht so leicht abzutreten, wenn einer noch nicht im Reinen ist mit sich selbst. Hab ich nicht geredet im Schlaf"? Sauerbruch: "Ich habe nichts verstanden". Hindenburg stöhnt. Sauerbruch: "Das Wort Majestät glaub ich". Hindenburg (undeutliches Stöhnen) "Ich habe seiner Majestät dem Kaiser nicht geraten, abzudanken. (stöhnt). Den Bruderkrieg hab ich vermeiden wollen". Sauerbruch: "Wir können immer nur aus dem Augenblick, aus dem Gewissen handeln. Die Geschichte, die später urteilt,

---

[27]Vgl. Sauerbruch, wie Anm. 8, S. 148f. - Zu einer anderen Darstellung vgl. Nissen, wie Anm. 9, S. 82f. Demnach sei Sauerbruch auf Intervention des Oberarztes Jehn hin freigelassen worden.
[28]Vgl. Sauerbruch, wie Anm. 8, S. 405-407.
[29]Vgl. Sauerbruch, wie Anm. 8, S. 406.

weiß mehr als wir, und hat es dann auch leichter. Aber Exzellenz sollen jetzt nicht
mehr daran denken". Hindenburg: "Ich denke immer daran, und was aus Deutschland wird. Jetzt ist die Armee noch auf mich vereidigt. Aber wenn ich gehen muß,
dann wird er sie auf sich vereidigen. Und wohin wird er sie führen (stöhnt), daß ich
sie jetzt grad allein lassen muß". Nach einer Außenansicht auf das Haus, wobei ein
Zapfenstreich ertönt, wird wieder ins Innere des Hauses umgeblendet. Hindenburg
friert. Sauerbruch sagt, das Bett sei nicht gut, die Decke halte nicht warm. Doch
Hindenburg geht nicht darauf ein: "Das ist schon (er bricht ab). Sagen Sie mir die
Wahrheit. Freund Hein ist da, nicht wahr". Sauerbruch: "Im Zimmer noch nicht,
aber er geht schon um's Haus". Hindenburg: "Danke, dann weiß ich Bescheid. Das
neue Testament bitte". (Als Sauerbruch ihm vorlesen will:) "Lassen Sie nur, was ich
da lesen will, kann ich auswendig... Bleiben Sie im Zimmer". (Hindenburg liest aus
einem Psalm:) "Oh Herr, wer soll hüten die Herde... seid wachsam, seid bereit". Es
folgt eine Außenansicht auf das Haus. Ein Diener oder Angestellter kommt und verkündet, der Reichspräsident sei soeben verschieden.

Im Film werden die in den "Memoiren" angedeuteten Befürchtungen Hindenburgs
konkretisiert. Es wird so dargestellt, als ob er, der Hitler mit an die Macht brachte,
vor Hitler gewarnt habe. Während Hitler also laut Drehbuch als der "Böse" hingestellt wird, wird Hindenburg exkulpiert. Auch die Begründung für sein Handeln
1918 wird hier im Vergleich mit den "Memoiren" Sauerbruchs verändert: Während
in den "Memoiren" von "Versagen" die Rede ist, wird im Film eine (historisch un-
haltbare Begründung) eingeführt. Hindenburg habe den "Bruderkrieg", gemeint ist
wohl der "Bürgerkrieg", vermeiden wollen. Hehre Motive eines deutschen Nationa-
listen werden so laut Drehbuch erkennbar.

Wie schon die Szene in München ex negativo - durch die Gestaltung der Anarchie
unter der Räteregierung - auf die wilhelminische "law and order"-Zeit positiv verweist, wird auch in der Hindenburgszene die "gute alte Zeit" revoziert. Im Film
wird diese Bewegung von Sauerbruch an anderer Stelle auf den Begriff gebracht:
"Weißt du, ich habe zu einem anderen Deutschland gehört. Aber dies' ist aus. Da
draußen liegen die Trümmer. Na, werden es schon wieder zurechte zimmern. Aber
für mich ist es Zeit. Ich möchte nicht erst gehen, wenn meine Hände anfangen zu
zittern". Dieses andere Deutschland ist nicht das Weimar-Deutschland, nicht das
Nazi-Reich: Es ist das Kaiserreich, das hier (vom Drehbuchautor und damit auch
vom Film!) zurückersehnt wird. Sauerbruch ist also nicht Adenauer, wie Bliersbach
in allzu einfacher Übertragung interpretierte (der große Alte der Politik ist der große

Alte der Chirurgie).[30] Sauerbruch ist viel eher, um es zugespitzt zu formulieren, Hindenburg. Wie sagte der Briefträger Wendtland über Hindenburg: "Von Politk versteh ich nischt. Aber, ich meine... so, so wie er war, also so, wie ich ihn kenne, der war großartig, der Olle". Sauerbruch dazu: "War er auch. Laß dich bloß nicht ärgern, Wendtland".

Obwohl genaue Zahlen in der eingesehenen Literatur nicht verzeichnet waren, ist davon auszugehen, daß der Film, der übrigens das Prädikat "wertvoll" erhielt, ein Publikumserfolg war. Bei der Premiere im Gloria-Palast zu Berlin wurde er "auf offener Szene mit Beifallsstürmen begleitet [!]".[31] Manches Provinzblatt feierte den Film, wenn man den Ausschnitten in der Corona-Schorchtfilm-Pressemitteilung trauen darf, geradezu euphorisch: Die "Westfalenpost" in Hagen sah darin ein "ergreifendes Lied der Menschlichkeit", die "Hessischen Nachrichten" in Kassel lobten einen der "stärksten deutschen Nachkriegsfilme". Doch zumindest in einigen Kritiken, die 1954 erschienen, wurde, wenn auch nicht im wahren Ausmaß, der restaurative Charakter des Films erkannt. So sah die "Frankfurter Allgemeine Zeitung" einen "Volks-Sauerbruch", vor allem in der Hindenburg-Szene werde man "die fatale Assoziation zu Ufa-Filmen von einst nicht los".[32] Überaus kritisch war auch ein Artikel von D. Sch., der auch den Spott-Titel überlieferte, den der Film inzwischen erhalten hatte: "Schneidet für Deutschland".[33]

---

[30]Vgl. Bliersbach, wie Anm. 24, S. 138.
[31]Vgl. Berliner Morgenpost, 15. 8. 1954.
[32]Vgl. Frankfurter Allgemeine Zeitung, 16.8.1954.
[33]Vgl. D. Sch.: Das 'Morgenrot' von 1954. In: Stuttgarter Nachrichten, 27.8.1954.

"Frauenarzt Dr. Bertram" (1957) - ein deutsches Rührstück

(Sabine Schleiermacher)

1957 wurde unter der Regie von Werner Klingler[1] der Film "Frauenarzt Dr. Bertram" gedreht.[2] Der Öffentlichkeit wurde hiermit ein Opus präsentiert, welches sämtliche Klischees eines für das deutsche Gemüt geschriebenen Arztfilms in den 50er Jahren auf sich versammelte. Anleihen wurden auch bei den seinerzeit produzierten Heimatfilmen gemacht.

Zum Inhalt: Nach dem zweiten Weltkrieg kehrt, nach jahrelanger Kriegsgefangenschaft, der Frauenarzt Dr. Bertram in seine Heimatstadt zurück. Auf der Suche nach seiner Vergangenheit und seiner immer noch geliebten Verlobten Elisabeth trifft Dr. Bertram das junge Mannequin Hilde, zu der er sich hingezogen fühlt, erinnert sie ihn doch an seine Elisabeth. Von der Cafébesitzerin Frau Losch erfährt er, daß Elisabeth in einer "Bombennacht" ums Leben gekommen ist. Als sich das Verhältnis zwischen ihm und Hilde intensiviert, gibt Frau Losch dem Protagonisten ein weiteres Geheimnis preis: Hilde ist seine Tochter.

Während des Krieges hatte sich Dr. Bertram, nachdem er denunziert worden war ("weil ich eine andere Auffassung vom Arztsein hatte"), freiwillig zum Kriegsdienst gemeldet. In seiner Abschiedsstunde erfuhr er von Elisabeth, daß sie schwanger sei. Von seiner Verlobten verlangte er daraufhin, wähnte er sich doch "zwischen Zuchthaus und Heldentod", das, "was er als Arzt nicht verlangen durfte":[3] Elisabeth sollte

---

[1]Werner Klingler, geb. 1905, 1925-1933 Schauspieler in Milwaukee/USA, war von der UFA nach Berlin geholt worden. Er drehte während der NS-Zeit zahlreiche Filme, darunter den Kriegsfilm "Standschütze Brüggler" (1936), den Blut-und-Boden-Film "Wetterleuchten um Barbara" (1940) und den die NS-Justizfilm "Der Verteidiger hat das Wort". Klingler zählte 1944 zu den "leitenden und namhaften Betriebsangehörigen" der Tobis. 1948 siedelte er kurzzeitig wieder in die USA über. In den 50er Jahren drehte er in Deutschland mehrere Filme. Nach "Frauenarzt Dr. Bertram" führte er auch Regie in den Arztfilmen "Aus dem Tagebuch eines Frauenarztes" (1959) und "Arzt aus Leidenschaft" (1959). Vgl. Werner Klingler - Ein Besessener der Filmregie. Neue Filmverleih G.m.b.H. Zentralpresseabteilung (Deutsches Filmarchiv Frankfurt); Boguslaw Drewniak, Der Deutsche Film 1938-1945. Ein Gesamtüberblick. Düsseldorf 1987, passim.

[2]Das Drehbuch schrieb J. A. Huebler-Kahla.

[3]Frauenarzt Dr. Bertram. Inhalt. Neue Filmverleih, Zentralpresseabteilung, o.J., Deutsches Filmarchiv Frankfurt.

das Kind von einem befreundeten Arztkollegen abtreiben lassen, was dieser jedoch nicht tat. Frau Losch hatte Elisabeth das Versprechen geben müssen, daß Hilde niemals etwas von ihrem wirklichen Vater erfahren dürfe. Und so ist das Drama vorprogrammiert: Dr. Bertram bricht die Beziehung zu Hilde ab, worunter diese natürlich leidet, kennt sie die wahren Zusammenhänge doch nicht. Als Hilde dann von Kurt, dem Sohn von Frau Losch, nach einem Tanzvergnügen mit Alkoholgenuß geschwängert wird (eine Szene, die aus heutiger Sicht nicht unproblematisch ist, handelt es sich doch faktisch um eine Vergewaltigung), wendet sie sich in ihrer Not an den inzwischen etablierten Dr. Bertram, um von ihm eine Abtreibung vornehmen zu lassen. Dieser schickt sie jedoch wieder nach Hause, da er die Tötung des schon "lebendigen Wesens" für einen "Mord" hält. Hilde wendet sich daraufhin an eine "Kurpfuscherin". Ihr Eingriff mißlingt und der eiligst herbeigerufene Dr. Bertram kann durch eine Operation nicht nur Hildes Leben retten, sondern auch das "Eigentliche einer Frau" erhalten: die Fähigkeit zur Mutterschaft. Am nächsten Morgen versucht Kurt Losch in der Annahme, Dr. Bertram hätte an Hilde eine Abtreibung vorgenommen, diesen zu erpressen und verlangt "Schweigegeld". Dr. Bertram braucht auf diesen Erpressungsversuch natürlich nicht einzugehen. Vielmehr kann er den Erpresser durch sein moralisch integeres Verhalten davon überzeugen, von seinem Vorhaben abzusehen. Noch im Krankenhaus erfährt Hilde dann von der Freundin Dr. Bertrams, daß ihr Lebensretter zugleich ihr leiblicher Vater ist und so kann der Film den Zuschauer mit einem Happyend entlassen.

Mit Willy Birgel hatten die Produzenten einen Darsteller[4] für die Rolle des Frauenarztes gefunden, der sich nicht nur in zahlreiche Frauenherzen hineingespielt hatte, sondern für den zeitlosen Mann väterlicher Art des Nachkriegsdeutschland stand, ein "Image", das mit der Rolle des Arztes noch überhöht wurde. So ist der Protagonist dieses Films ehrbar, gut, aufrichtig, begabt und natürlich am Wohl seiner Patienten interessiert. Moralische Integrität, trotz persönlicher Fehlentscheidungen, und die Übernahme von Verantwortlichkeit und somit der Entscheidungen für Dritte, hier Frauen, sind nur zwei weitere Charakteristika in der Liste der Eigenschaften dieses Arztes.[5] Und so gewinnt man den Eindruck, dieser Film sei nicht um des Themas willen, sondern um der Selbstdarstellung Birgels willen gedreht worden. Mit diesem Film zementierten die Produzenten nicht nur ein autoritär-väterliches Arztbild, sondern lieferten auch eine moralische Bewertung des in den 50er Jahren heiß disku-

---

[4]Weitere Darsteller waren u.a. Winnie Markus, Antje Geerk, Dietmar Schoenherr, Helen Vita, Lucie Hesterberg, Sonja Ziemann.
[5]Vgl. hierzu auch die Darstellung von Mechthild Zeul, Autoritätssüchtig. Liebesbeziehungen zwischen Arzt und Patientinnen in Arzt-Filmen der fünfziger Jahre. Frauen und Film (Dezember 1947) Nr. 43, S. 37-42.

tierten §218. Der "Selbst- bzw. Fremdabbruch" einer Schwangerschaft war bis zu seiner Reform im Jahre 1972 verboten und wurde mit einer Freiheitsstrafe von 5 bis 10 Jahren belegt.[6] In dem Film entsprach es den staatlichen Erfordernissen, daß eine Abtreibung als "Eingriff in die Natur" und "Mord" an einem schon "lebendigen Wesen" bezeichnet werden mußte. Eine kritische Auseinandersetzung mit der gesellschaftlichen Situation, in der sich Frauen befinden, wenn sie eine Schwangerschaft beenden wollen, zumal eine nun wirklich ungewollte, und der damaligen juristischen Regelung, die ja wie in diesem Film, zahlreiche Frauen zu illegalen Abtreibungen mit den hier beschriebenen Folgen trieb, findet nicht statt. Als Argument wird vielmehr männlich-autoritär auf den "Eid" des Arztes, "Leben zu schützen - auch das werdende" verwiesen. Der moralische Imperativ wird durch den Blick W. Birgels/Dr. Bertrams direkt in die Kamera[7] und damit in die Seele der Zuschauer unterstrichen und gipfelt in der Sentenz: "Nur Gott allein hat das Recht über Tod und Leben zu entscheiden".

In den zeitgenössischen Kritiken war dann auch zu lesen, daß dies ein "ungefährlicher Film über ein gefährliches Thema sei".[8] Man sah in ihm auch die Verunglimpfung eines brisanten Problems der damaligen Zeit. So fragte der Duisburger Generalanzeiger, woher "dieser Film nur die Unverschämtheit [nehme], das Abtreibungsproblem in Form von sacharinüberpuderten moralinsauren Drops zu servieren?"[9]

Die Inspiration für diesen Film lieferte das 1929 von dem Juristen Hans José Rehfisch[10] geschriebene Drama "Der Frauenarzt"[11], wobei sich der Film jedoch sehr stark von dem Bühnenstück entfernte. Was Klingler als Rührstück mit Message ser-

---

[6]Vgl. zur Geschichte des §218 Michael Gante, §218 in der Diskussion Meinungs- und Willensbildung 1945-1976. Forschungen und Quellen zur Zeitgeschichte, Düsseldorf 1991.
[7]Dieses Mittel setzte Klingler nach eigenen Aussagen bewußt ein. Werner Klingler - Ein Besessener der Filmregie, wie Anm. 1.
[8]Hannoversche Allgemeine vom 16.11.1957.
[9]Duisburger Generalanzeiger vom 27.2.1958.
[10]Hans José Rehfisch (10.4.1891 - 9.6.1960) hatte Volkswirtschaft, Philosophie, Rechts- und Staatswissenschaft studiert und war Richter und Rechtsanwalt. 1923 übernahm er gemeinsam mit Erwin Piscator die Direktion des Berliner Zentraltheaters. Im "Dritten Reich" wurde er inhaftiert und emigrierte 1936 nach Wien und 1938 nach London. Daran schloß sich für mehrere Jahre eine Dozentur für Soziologie in New York an, 1950 kehrte er nach Deutschland zurück. Rehfischs zeitkritische Theaterstücke wurden vor 1933 viel gespielt. Vgl. Hermann Kunisch (Hg.), Handbuch der deutschen Gegenwartsliteratur, München 1965, S. 470f.
[11]Hans J. Rehfisch, Der Frauenarzt, Berlin 1929.

viert, war bei Rehfisch als ein Votum in der Abtreibungsdebatte im Kontext von Weltwirtschaftskrise und Weimarer Republik gedacht. Die Abtreibungsproblematik war in der Weimarer Republik nicht nur in Romanen, sondern auch in Theaterstücken aufgegriffen worden.[12] Während im Film die persönlichen Verstrickungen des Dr. Bertram breiten Raum einnehmen und das Abtreibungsproblem nachgeordnet zu sein scheint, steht bei Rehfisch das Problem der ungewollten Schwangerschaft im Vordergrund. Das Theaterstück beschreibt die Geschichte des Frauenarztes Fechner, der am Anfang der Weimarer Republik seine Frauenarztpraxis aufgeben mußte, da er bei einer Arbeiterfrau eine Schwangerschaftsunterbrechung vorgenommen hatte und aufgrunddessen zu einer Gefängnisstrafe verurteilt worden war.[13] Auffällig ist hier schon, daß anders als im Film, der Mediziner nicht mit einem autoritätsstützenden Doktortitel versehen ist. Als durch staatlichen Eingriff seiner Existenz beraubte Person verbringt er nun seine Tage in einem Café (diesbezüglich machte der Drehbuchautor von Dr. Bertram eine Anleihe), in dem er sich durch die Autorität allein seiner Person für ebenfalls gestrandete Personen unbürokratisch einsetzt. Sein Leben erfährt eine Wende, als er bei einem Verkehrsunfall das Leben eines Kindes retten kann. Aus Dankbarkeit finanziert ihm die reiche Mutter des Kindes den Aufbau einer Frauenarztpraxis und somit den Wiedereinstieg in seinen Beruf. Als eine Freundin aus vergangenen Zeiten an ihn mit der Bitte um eine Abtreibung herantritt, kommt er in einen Gewissenskonflikt: Soll er sich außerhalb des Gesetzes begeben und damit erneut seine bürgerliche Existenz aufs Spiel setzen, um einer Frau aus ihrer persönlichen Not zu helfen. Fechner entscheidet sich, ganz anders als im Film, für die Frau und für die Hilfe aus ihrer Notsituation, er nimmt die Abtreibung vor. Für Rehfisch steht das Postulat des Staates, jedes Leben zu erhalten, in krassem Widerspruch zur Wirklichkeit, in der der "schon geborene" Mensch als "Kanonenfutter" und "Industriekuli" "unbedenklich" vergeudet wird: "Wer eine Geburt verhindert, den steckt ihr ins Zuchthaus! Und wer die Millionen Lebendiger den Granaten und Giftgasen ausliefert, der kriegt ein Denkmal gesetzt und ist keinem

---

[12]Hierzu gehörten neben Rehfischs Drama u.a. die Theaterstücke "Frauen in Not" von Carl Credé und "Cyankali" von Friedrich Wolff. Vgl. Marliese Eckhof, "Gegen die Abtreibungsseuche!" Ärzte und §218 in der Weimarer Republik; Petra Finck und Marliese Eckhof, Euer Körper gehört uns! Ärzte, Bevölkerungspolitik und Sexualmoral bis 1933. Hamburg 1987, S. 113.

[13]Die Gesetzesnovelle von 1926 hatte zum Inhalt: "§218. Eine Frau, die ihre Frucht im Mutterleibe oder durch eine Abtreibung tötet, oder die Tötung durch einen anderen zuläßt, wird mit Gefängnis bestraft. Ebenso wird ein anderer bestraft, der eine Frucht im Mutterleibe oder durch Abtreibung tötet. Der Versuch ist strafbar....". Ein medizinisch indizierter Abbruch "zur Rettung von Leib und Leben der Mutter" war erst durch das Grundsatzurteil des Reichsgerichts im März 1927 möglich. Zitiert nach Marliese Eckhof, "Gegen die Abtreibungsseuche!", wie Anm. 12, S. 101.

Staatsgerichtshof erreichbar!"[14] Er kritisiert, daß das vermeintliche Staatswohl dem individuellen Wohl übergeordnet wird. Er hat den Tod zahlreicher Frauen vor Augen, die durch das bestehende Gesetz zu "Pfuschern" und nicht zu "gewissenschaften Ärzten"[15] getrieben wurden. Das Fazit des Dramas wird in dem Bekenntnis Fechners gegenüber seiner Mäzenin deutlich: "Ich bin geboren, um zu protestieren! Und nur, indem ich es tue, kann ich atmen! - Sehen Sie: selbst wenn die Geschichte diesmal noch glimpflich verliefe - ich täte es zum dritten, zum vierten Mal! Immer wieder! Immer wieder!"[16]

Der Drehbuchautor des "Dr. Bertram" hat also für seinen Film im Geist der 50er Jahre nicht nur den Inhalt seiner "Vorlage" verändert, sondern die Intention Rehfischs gar in ihr Gegenteil verkehrt: Hier der aufgeklärt zweifelnde Mensch, dort der die bestehende Ordnung exekutierende Arzt. Nicht politischer Widerspruch gehörte zu den Zeichen der Zeit, sondern Anpassung und Stärkung einer konservativen Politik in der Zeit des beginnenden Wirtschaftswunders. Dieses wurde durch den Film vermittelt.

[14]Rehfisch, wie Anm. 11, S. 54.
[15]Rehfisch, wie Anm. 11, S. 53.
[16]Rehfisch, wie Anm. 11, S. 94.

Deutsche Spielfilme medizinischen Inhalts aus den Jahren 1946 bis 1959: eine Filmographie

(Udo Benzenhöfer)

Die folgende Filmographie enthält Spielfilme, die in den Jahren 1946 bis 1959 im besetzten Deutschland, in der BRD und in der DDR gedreht und uraufgeführt wurden (auch Koproduktionen mit deutscher Beteiligung). Zur Eruierung dieser Filme wurde vor allem das Lexikon des Internationalen Films (10 Bände; Reinbek bei Hamburg 1987) durchgesehen. Es wurden Filme berücksichtigt, in denen Ärzte, Schwestern, Medizinstudenten, Patienten oder Krankheiten eine zentrale oder zumindest eine bemerkenswerte Rolle zukam. Dabei war die Auswahl naturgemäß von der kurzen Inhaltsangabe im Lexikon abhängig.

Da das Lexikon des Internationalen Films nur Spielfilme vorstellte, die seit 1945 in westdeutschen, österreichischen und schweizerischen Lichtspieltheatern sowie im Fernsehen (ARD, ZDF) ur-, erst- oder wiederaufgeführt worden sind, war für die SBZ bzw. DDR noch ergänzend das vom Katholischen Institut für Medieninformation herausgegebene Verzeichnis Filme in der DDR 1945-1986 (Bonn 1987) durchzusehen. In zwei Fällen (Robert Mayer, 1955; Genesung 1956) wurde die zu knappe Inhaltsangabe dieses Verzeichnisses durch Material aus anderen Quellen ersetzt.

Hinzu kamen schließlich als Zufallsfunde "Die Nachtwache" (1949) und "Dieser Mann gehört mir" (1950), denn aus den Beschreibungen im Lexikon des Internationalen Films war nicht zu ersehen, daß in diesen Filmen eine Ärztin bzw. ein Arzt eine wichtige Rolle spielte.

Die Filme wurden chronologisch nach dem Datum der Erstaufführung angeordnet. War nur das Entstehungsjahr oder das Jahr der Uraufführung bekannt, wurde der Film ans Ende des jeweiligen Jahrgangs gestellt.

Abkürzungsverzeichnis:

LIF	Lexikon des Internationalen Films
P	Produktionsfirma
V	Verleihfirma
R	Regisseur
B	(Dreh-)Buchautor
K	Kameramann
M	Musik
D	Darsteller
FSK	Freiwillige Selbstkontrolle
f	feiertagsfrei
nf	nicht feiertagsfrei
E	Erstaufführung in der BRD bzw. (vor 1949) in Deutschland

1.) Die Mörder sind unter uns

"In der Berliner Trümmerlandschaft, Weihnachten 1945, begegnet ein ehemaliger Unterarzt den das Kriegserlebnis quält, jenem Hauptmann wieder, der zu Weihnachten 1942 an der Ostfront in Rußland auch Frauen und Kinder erschießen ließ, der nun, als Fabrikant, aus Stahlhelmen Kochtöpfe pressen läßt, und der Weihnachten 1945 als biederer Familienvater ohne eine Spur von Schuldbewußtsein feiert. Der empörte Arzt greift zur Pistole, doch eine ihn liebende Verfolgte des Nazi-Regimes hält ihn von der Selbstjustiz ab" (LIF).

Deutschland 1946 P DEFA V Unidoc R+B Wolfgang Staudte K Friedl Behn-Grund, Eugen Klagemann M Ernst Roters D Hildegard Knef, Erna Sellmer, Arno Paulsen, Ernst Wilhelm Borchert, Elly Burgmer. 85 Min. FSK ab 12, f FBW w E 15.10.1946.

2.) Straßenbekanntschaft

"In der unmittelbaren Nachkriegszeit spielt die Geschichte eines jungen Mädchens, das den sexuellen Versuchungen des Großstadtmilieus erliegt. Der DEFA-Film, dessen zeitbezogene Handlung über die Gefahren der Geschlechtskrankheiten aufklären will, ist vergleichsweise ernsthaft, wenn auch künstlerisch anspruchslos in Szene gesetzt" (LIF).

Deutschland 1948 P DEFA V Saxonia R Peter Pewas B Artur Pohl K Georg Bruckbauer M Michael Jary D Gisela Trowe, Alice Treff, Ursula Voß, Siegmar Schneider, Harry Hindemith. 96 Min. FSK ab 16, f E 23.4.1948.

3.) Die Nachtwache

"Der evangelische Pfarrer Heger (Hans Nielsen) kommt mit seiner zehnjährigen Tochter (Angelika Voelkner) als Seelsorger in das kleinstädtische Burgdorf. Im Hospital trifft er die Ärztin Cornelie Badenhausen (Luise Ullrich), die nach leidvollen Erlebnissen im Krieg der Kirche und dem Glauben skeptisch gegenübersteht. Zweifel an Gott und Unsicherheit über den Sinn des Lebens spürt

Heger oft in Begegnungen mit den durch den Krieg entwurzelten Menschen. Sein eigener Glaube gerät ins Wanken, als seine Tochter bei einem tragischen Unfall stirbt. Durch den Beistand des katholischen Kaplans von Imhoff (Dieter Borsche) findet der evangelische Pfarrer zum Glauben und zu seiner Aufgabe zurück: Gemeinsam mit dem Kaplan wird er eine Art "Nachtwache" halten für "die von dem Dunkel der Zeit überschattete Menschheit" (Werbetext/Programmheft; nach: Lichtspielträume. Kino in Hannover 1896-1991. Hrsg. von der Gesellschaft für Filmstudien. Hannover 1991, S. 69).
BRD 1949 P NDF V Bavaria R Harald Braun B Harald Braun, Paul Alverdes K Franz Koch, Josef Illig M Mark Lothar D Luise Ullrich, Hans Nielsen, Dieter Borsche, René Deltgen, Käthe Haack. 107 Min. FSK ab 12, f FBW w E 21.10.1949.

4. Martina

"Ein zeittypischer Roman aus dem deutschen Nachkriegskino: Das Mädchen Martina lebt nach geglückter Flucht aus einer Besserungsanstalt bei der Schwester, einer Nervenärztin, freundet sich mit deren Verlobtem an, leistet Verzicht und geht zurück in die Anstalt. Nach ihrer Entlassung gerät sie in ein verbrecherisches Milieu, kann sich aber zu guter Letzt davon lösen. Der Film entstand in der Produktionsfirma des Schauspielers Heinz Rühmann" (LIF).
BRD 1949 P Comedia V Bavaria R Arthur Maria Rabenalt B Grete Illing, unter Mitarbeit von Werner Illing und O. B. Wendler K Albert Benitz M Werner Eisbrenner D Cornell Borchers, Jeanette Schultze, Siegmar Schneider, Werner Hinz, Albert Hehn. 90 Min. FSK ab 16, nf E 8.9.1949.

5. Mordprozeß Dr. Jordan

"Ein rätselhafter Kriminalfall, der sich 1912 (tatsächlich) in Wiesbaden ereignete, enträtselt sich erst 1928: Der trotz heftigen Leugnens wegen Mordes an seiner Schwiegermutter zu lebenslänglicher Haft verurteilte Tropenarzt Dr. Jordan veröffentlicht, nach vorzeitiger Entlassung, sensationelle Artikel über den Justizirrtum. Gepflegt inszenierter Kriminalfilm, der seine Spannung bis zum Schluß durchhält. In der tragischen Titelrolle sehr eindringlich: Rudolf Fernau" (LIF).
BRD 1949 P Comedia V Bavaria R Erich Engels B Erich Engels, Wolf Neumeister K Werner Krien M Wolfgang Zeller D Rudolf Fernau, Margarete Haagen, Maria Holst, Dorothea Wieck, Mila Kopp. 85 Min. FSK ab 16, nf E 27.10.1949.

6. Madonna in Ketten

"Die «Madonna in Ketten» ist eine junge, zu drei Jahren Gefängnis verurteilte Ärztin, die einer gleichfalls inhaftierten Künstlerin Modell steht. Nachdem ihr Mann verhaftet und sie selbst wegen erwiesener Unschuld freigelassen worden ist, sucht sie als Kindermädchen die Nähe ihrer bisher von ihr verheimlichten, inzwischen von einem liebevollen Ehepaar adoptierten kleinen Tochter. Sentimentales und wenig glaubhaftes «deutsches Familiendrama»" (LIF).
BRD 1949 P Euphono V Panorama R Gerhard Lamprecht B Theo Rausch, nach einer Idee von H. C. Pelman K Bruno Timm M Hans Carste D Lotte Koch,

Elisabeth Flickenschildt, Heinz Schorlemmer, Karin Hardt, Richard Häußler. 85 Min. FSK ab 12, f E 3.11.1949.

7.) Frauenarzt Dr. Prätorius
"Der Feldzug eines weisen und humorvollen Medizinprofessors gegen den «Bazillus der Dummheit» im Kollegenkreis, nebst seiner happy endenden Rettungsaktion für ein lebensmüdes «gefallenes Mädchen». Altmodische, aber menschlich sympathische Filmkomödie mit geistreichen Dialogen, die Curt Goetz nach seinem eigenen Bühnenstück in Szene setzte. - Remake: «Dr. med. Hiob Prätorius», 1964" (LIF).
BRD 1949 P Domnick V Tischendorf R Curt Goetz B Curt Goetz, Karl Peter Gillmann, nach dem Bühnenstück «Dr. med. Hiob Prätorius» von Curt Goetz K Fritz Arno Wagner M Franz Grothe D Curt Goetz, Valerie von Martens, Erich Ponto, Bruno Hübner, Albert Florath. 90 Min. FSK ab 16, f E 15.1.1950.

8.) Dieser Mann gehört mir
"Ein Lustspiel um einen ledigen Landarzt, der sowohl von seiner bäuerlichen und kinderreichen Zimmerwirtin als auch von einer jungen Dame aus der Stadt umworben wird. Dem Film lag der Roman 'Das vergnügliche Leben der Doktorin Löhnefink' von Konrad Beste zugrunde, der bereits mit einer Auflage von 400.000 erschienen war" (Quelle: Peter Stettner: Vom Trümmerfilm zur Traumfabrik. Die 'Junge Film-Union'1947-1952. Hildesheim 1992, S. 91).
BRD 1950 P Junge Film-Union V NF R Paul Verhoeven B Carl Friedrich Lustigh (= Gustav Fröhlich) K Igor Oberberg M Werner Eisbrenner D Winnie Markus, Heidemarie Hatheyer, Gustav Fröhlich, Gretl Schörg. 96 Min. FSK ab 16, nf E 14.3.1950.

9.) Semmelweis - Retter der Mütter
"Der von Enttäuschungen und Intrigen behinderte Kampf des österreichischen Arztes Ignaz Philipp Semmelweis (1818-1865) gegen das Kindbettfieber, das er als Infektion erkannte und mit antiseptischer Vorbeugung bekämpfte. Ansehnlich und dezent gestaltete Filmbiographie, in deren Darstellung der reaktionären Gesellschaft Wiens und der März-Revolution von 1848 eine humanitär-sozialistische Tendenz zu erkennen ist" (LIF).
DDR 1950 P DEFA V Jara/Westfalen R Dr. Georg C. Klaren B Joachim Backhausen, Alexander Graf Stenbock Fermor K Eugen Klagemann M Herbert Trantow D Karl Paryla, Käthe Braun, Angelika Hauff, Camilla Spira, Herbert Wilk. 85 Min. FSK ab 16, f E 2.6.1950.

10.) Der Mann, der zweimal leben wollte
"Erschöpft verläßt ein Chirurg seine Familie und läßt es geschehen, daß man ihn für tot hält. Im Bergexil von der Sekretärin umsorgt, kehrt er wegen Erkrankung des Sohns in die Klinik zurück, wo er jedoch längst ersetzt ist. Angestrengt nebuloses und unglaubwürdiges Melodram, das krampfhaft einem ausweglosen Kompromiß zwischen Happy-End und tragischer Lösung zusteuert" (LIF).
BRD 1950 P NDF V Bavaria R Viktor Tourjansky B Harald Braun, Heinz Pauck, nach Motiven des Romans von Fred Andreas K Konstantin Irmen-Tschet M Lothar

Brühne D Rudolf Forster, Ilse Steppat, Heidemarie Hatheyer, Olga Tschechowa, Rolf von Nauckhoff. 90 Min. FSK ab 16, f E 15.9.1950.

11.) Vom Teufel gejagt

"Ein Nervenspezialist, der ein Mittel zur Schockbehandlung erfand, wird nach halb erfolgreichem Selbstversuch spaltungsirre und endet als Verbrecher" (LIF).
BRD 1950 P Witt V Bavaria R Viktor Tourjansky B Emil Burri, Viktor Tourjanski, nach einer Idee von Viktor de Fast K Franz Koch, Josef Illig M Franz Grothe D Hans Albers, Willy Birgel, Maria Holst, Lil Dagover, Otto Wernicke. 100 Min. FSK ab 16, f E 24.10.1950.

12.) Die Sünderin

"Marina (Hildegard Knef), ein Mädchen aus menschlich unerquicklichen und politisch gefährdeten ("Drittes Reich") bürgerlichen Verhältnissen, wird Prostituierte. Die große Liebe zu einem an Gehirntumor erkrankten Maler (Gustav Fröhlich) ändert ihr Leben. Sie umsorgt ihn hingebungsvoll, behebt die finanziellen Probleme durch zeitweilige Rückkehr zu ihrem einstigen Gewerbe (-"ein kurzer Schritt durch den Dreck"), und erspart dem Erblindeten die letzten Qualen, indem sie ihn vergiftet; nach einer Rückschau auf ihr Leben folgt sie dem Geliebten freiwillig in den Tod" (LIF).
BRD 1950 P Junge Film-Union V Donau R Willi Forst B Gerhard Menzel, Georg Marischka, nach einer Idee von Willi Forst K Vaclav Vich M Theo Mackeben D Hildegard Knef, Gustav Fröhlich, Robert Meyn, Jochen-Wolfgang Meyn, Theo Tecklenburg. 90 Min. FSK ab 18, nf E 18.1.1951.

13.) Dr. Holl

"Dr. Holl (Dieter Borsche) heiratet seine scheinbar unheilbare Patientin (Maria Schell) um ihr den «letzten Wunsch» zu erfüllen, aber sie wird durch ein neu entdecktes Serum geheilt. Die Ehe aus Mitleid entwickelt sich zur Liebesehe. Ein publikumswirksames Kinodrama im Starstil der 50er Jahre" (LIF).
BRD 1951 P Fama V Nord-Westdeutscher R Rolf Hansen B Thea von Harbou, nach einer Idee von H. O. Meißner K Franz Weihmayr M Mark Lothar D Carl Wery, Maria Schell, Heidemarie Hatheyer, Dieter Borsche, Otto Gebühr. 100 Min. FSK ab 12, f E 23.3.1951.

14.) Eva und der Frauenarzt

"Sexualaufklärung, verpackt in eine Spielfilmhandlung, in die Kurzdokumentationen (z.B. über den Verlauf einer Geburt und über Geschlechtskrankheiten) eingebaut sind" (LIF).
BRD 1951 P Zeyn V Mercator/ABC R Erich Kobler B Jobst Arndt K Josef Kirzeder M Werner Scharfenberger D Albrecht Schoenhals, Edith Prager, Til Kiwe, John Pauls-Harding, Jeanette Wiegand. 80 Min. FSK ab 18, nf E 30.3.1951.

15.) Der Verlorene

"Ein Arzt wird 1943 wegen kriegswichtiger Forschungsarbeiten von der Gestapo daran gehindert, den Totschlag an seiner treulosen Braut zu sühnen, den er im

Affekt beging. Von nun an leidet er unter Zwangsvorstellungen, die ihn zum Mord an einer Frau treiben. Nach dem Kriege erschießt er den ehemaligen Nazi-Beamten und wirft sich vor eine Lokomotive" (LIF).
BRD 1951 P Arnold Pressburger Filmproduktion V offen R Peter Lorre B Peter Lorre, Benno Vigny, Axel Eggebrecht, nach Tatsachenberichten und einem Roman von Peter Lorre K Vaclav Vich M Willy Schmidt-Gentner D Peter Lorre, Karl John, Renate Mannhardt, Johanna Hofer, Eva-Ingeborg Scholz. 98 Min. E 18.9.1951/14.1.1984 ZDF.

16.) Die Schuld des Dr. Homma
"Ein Arzt wird nach dem Selbstmord seiner Frau des Gattenmordes angeklagt; ein Rückblick auf seine Ehe macht ihm seine indirekte Schuld bewußt" (LIF).
BRD 1951 P Nord/Lux V Constantin R Paul Verhoeven B Hans Otto Schröder, Peter Pewas K Fritz Arno Wagner M Friedrich Schröder D Werner Hinz, Ilse Steppat, Albrecht Schoenhals, Viktoria von Ballasko, Liane Croon. 89 Min. FSK ab 16, f FBW w E 4.10.1951.

17.) Gefangene Seele
"Eine angehende Tänzerin erleidet durch den Tod ihres Bräutigams einen Schock, der zur Lähmung ihrer Beine führt. Die medizinischen Kapazitäten betrachten den Fall als unheilbar, aber die Liebe ist stärker als alle Krankheiten der Welt. Naiv-sentimentale Darbietung eines Stoffes, der besseres verdient hätte. Das Drehbuch, das Courths-Mahler auf Längen schlägt, wird durch eine amateurhafte Regie in unerträgliches Pathos und lähmende Breite ausgewalzt" (LIF).
BRD 1951 P Ferro V Döring R Hans Wolff B Johanna Sibelius, Eberhard Keindorff K Helmuth Fischer-Ashley M Theo Mackeben D Attila Hörbiger, Eva Bajor, Adrian Hoven, Anne-Marie Blanc, Hedwig Bleibtreu. 96 Min. FSK ab 12, f E 11.1.1952.

18.) Das letzte Rezept
"Durch eine morphiumsüchtige schöne Tänzerin gerät ein leichtsinniger junger Apotheker in Salzburg in Ehekonflikte und in Schwierigkeiten mit der Polizei. Seiner vernünftigen Ehefrau gelingt es, die drohende Katastrophe zu verhindern. Typischer 'Problemfilm' der fünfziger Jahre: Ein Drogenfall wird zum Angelpunkt eines mit Stars routiniert inszenierten Melodrams vor effektvoller Kulisse, das dem gut unterhaltenen Zuschauer suggeriert, er sei Zeuge einer moralischen Auseinandersetzung" (LIF).
BRD 1951 P Meteor-Fama V Ring/Rebus R Rolf Hansen B Hans-Joachim Beyer, Tibor Yost nach dem gleichnamigen Theaterstück von Thomas B. Foster K Franz Weihmayr M Mark Lothar D Heidemarie Hatheyer, O.W. Fischer, Sybil Werden, René Deltgen, Carl Wery. 95 min. FSK ab 16, f FBW w E 14.3.1952

19.) Der eingebildete Kranke
"Die Handlung der Molièreschen Komödie vom Hypochonder, der über seinen eingebildeten Leiden alle menschlichen Beziehungen vergißt, ist in ein bayrisches Dorf transponiert. Ein trockener Typen-Schwank von rustikaler Naivität" (LIF).

BRD 1952 P Königfilm V Herzog R Hans H. König B Hans H. König, H. Lacmüller, frei nach der gleichnamigen Komödie von Molière K Bruno Stephan M Heinz Sandauer D Joe Stöckl, Oskar Sima, Inge Egger, Jupp Hussels, Lucie Englisch. 96 Min. FSK ab 12, nf E 27.3.1952.

20.) Haus des Lebens
"Medizinisches, Herziges und eine dramatische Liebesgeschichte aus einer Entbindungsklinik; nach einem Roman von Käthe Lambert. Pseudo-realistischer Film, der auf das unkritische Sensationsbedürfnis eines weiblichen Publikums spekuliert" (LIF).
BRD 1952 P Helios V Bavaria R Karl Hartl B Karl Hartl, Felix Lützkendorf, nach dem gleichnamigen Roman von Käthe Lambert K Franz Koch M Bernhard Eichhorn, Hansi Knoteck, Viktor Staal, Judith Holzmeister. 104 Min. FSK ab 12, f E 12.9.1952.

21.) Die große Versuchung
"Ein Medizinstudent hat während des Zweiten Weltkriegs als Assistenzarzt gearbeitet, wird nach Kriegsende halb wider Willen von einem Mäzen in die Position eines chirurgischen Oberarztes gedrängt und füllt die Stelle gewissenhaft aus, bis er sich - durch medizinische und private Probleme aufgewühlt - freiwillig der Justiz stellt und milde Richter findet. Typischer deutscher Arztfilm der fünfziger Jahre: larmoyant, von triefendem Edelmut und fern aller Realität. Nach dem Illustriertenroman «Der Erfolgreiche» von Hans Kades" (LIF).
BRD 1952 P Rotary V DFH R Rolf Hansen B Kurt Heuser, nach dem Roman «Der Erfolgreiche» von Hans Kades K Friedl Behn-Grund, Franz Weihmayr M Mark Lothar D Dieter Borsche, Ruth Leuwerik, Harald Holberg. Renate Mannhardt, Carl Wery. 95 Min. FSK ab 12, f FBW bw E 18.12.1952.

22.) Ich warte auf dich (Barbara)
"Die romantische Liebe einer Primanerin und ihres Lehrers bleibt nicht ohne Folgen, aber die junge Mutter findet Verständnis und Betreuung in einer Entbindungsklinik. Angeblich nach den Akten eines Jugendamts entstand ein unkritischer, gefühlvoller Film mit unlogischer Handlungskonstruktion, der an der Wirklichkeit vorbeigeht" (LIF).
BRD 1952 P Deutsche Spielfilm V Globus R Volker von Collande B Volker von Collande, Rudolf Beck, nach einer Idee von Volker von Collande K Kurt Hasse M Gustav Kneip D Hanna Rucker, Joachim Brennecke, Käthe Haack, Anne-Marie Blanc, Hubert von Meyerinck. 90 Min. FSK ab 16, f E 16.12.1952.

23.) Schatten über den Inseln
"Das harte Leben auf den Faröer-Inseln, wo die Bevölkerung hauptsächlich durch Fischfang und Vogelfang ihr Brot verdient. Ein Arzt kommt 1932 einer Seuche auf die Spur, gerät aber damit in den Interessenbereich eines skrupellosen Händlers. Nur unter großem Einsatz gelingt es ihm, sich mit seinen Freunden zum Wohl der Menschheit durchzusetzen. Realistischer Film mit gesellschaftlichen Bezügen, künstlerisch durch einige darstellerische Leistungen bemerkenswert" (Filme in der

DDR 1945-86, hrsg. vom Katholischen Institut für Medieninformation. Köln/Bonn 1987).

DDR 1952 P DEFA R Otto Meyer B Kurt Adalbert, Otto Mayer D Erwin Geschonneck, Kriemhild Falke, Willy A. Kleinau, Hans Jungbauer (schwarz-weiß).

24.) Tödliche Liebe
"Sexualpädagogisch verfehlte Abschreckungslektion über die Gefahren der Abtreibung und der Geschlechtskrankheiten in einem dilettantischen Sachfilm. Extrem langweilig das Frage- und Antwortspiel zwischen Reporter und Arzt" (LIF).
BRD 1952 P Pfeiffer V Adler R Paul Pfeiffer, Fred Barius B Heinz Rippel, E. O. Kramer, Paul Pfeiffer K Paul Pfeiffer M Emil Ferstl D Rolf Moebius, Ruth Hambrock, Walter Janssen, Harald Mannl, Else Wolz. 88 Min. FSK ab 18, nf E 18.2.1953.

25.) Der Mann meines Lebens
"Nach 15jähriger Abwesenheit kehrt ein berühmter Geigenvirtuose zu einem Konzert in seine Heimatstadt zurück und versucht die Liebe seiner Jugendfreundin wiederzugewinnen. Sie ist Oberschwester im Krankenhaus; nach Seelenqualen entscheidet sie sich für ihren Beruf, denn: Oberschwestern sind derart unabkömmlich, daß sie auf privates Glück verzichten müssen... Trotz versierten Schauspielern nur ein unglaubwürdiges Rührstück aus den deutschen fünfziger Jahren" (LIF).
BRD 1954 P Viktor von Struve V Panorama R Erich Engel B Hellwig, nach einer Idee von Otto-Heinz Jahn K Kurt Hasse M Werner Bochmann D Marianne Hoppe, René Deltgen, Carl Ludwig Diehl, Malte Jäger, Ina Halley, Otto Gebühr. 104 Min. FSK ab 12, f E 26.3.1954.

26.) Die Sonne von St. Moritz
"Konflikte eines jungen Arztes zwischen zwei Frauen: die erste verstrickt ihn in einen Ehebruch mit kriminellem Ausgang, die zweite - eine Millionärstochter - bewahrt ihn vor der überstürzten Flucht nach Südamerika. Verlogenes Filmdrama in realitätsfernem, luxuriösem Wintersportmilieu" (LIF).
BRD 1954 P Berna V NF R Arthur Maria Rabenalt B Curt J. Braun, nach dem gleichnamigen Roman von Paul Oskar Höcker K Ernst W. Kalinke B Bert Grund D Winnie Markus, Karlheinz Böhm, Signe Hasso, Ingrid Pan, Claus Biederstaedt. 90 Min. FSK ab 16, f E 26.3.1954.

27.) Rosen-Resli
"Ein neunjähriges Schweizer-Waisenmädchen sorgt mit Umsicht für das Wohlergehen seiner kranken Pflegemutter und bringt den Doktor listig unter die Haube. Volkstümliche, sentimental-erzieherisch eingefärbte Unterhaltung nach dem alten Kinderbuch von Johanna Spyri" (LIF)
BRD 1954 P Eva V Constantin R Harald Reinl B Maria von der Osten-Sacken, Harald Reinl, nach dem gleichnamigen Roman von Johanna Spyri K Walter Riml M Bernhard Eichhorn D Christine Kaufmann, Josefin Kipper, Paul Klinger, Katharina Mayberg, Arno Aßmann. 85 Min. FSK ab 6, f E 4.5.1954.

28.) Sauerbruch - Das war mein Leben
"Episoden aus dem beruflichen Wirken und dem Privatleben des berühmten Chirurgen und medizinischen Forschers Ernst Ferdinand Sauerbruch (1875-1951). Sorgfältige Detailarbeit und ansprechende Darstellung in einer Filmbiografie [sic! U.B.] von konservativer Gesinnung. Der publikumswirksame Film ist auf gefühlvolle Menschlichkeit, idealisierende Charakterzeichnung und bärbeißigen Humor abgestellt" (LIF).
BRD 1954 P Corona V Bavaria R Rolf Hansen B Felix Lützkendorf, nach den Memoiren von Ernst Ferdinand Sauerbruch K Helmuth Fischer-Ashley M Mark Lothar D Ewald Balser, Heidemarie Hatheyer, Maria Wimmer, Hilde Körber, Lina Carstens. 106 Min. FSK ab 6, f FBW w E 13.8.1954.

29.) Roman eines Frauenarztes
"Konflikte eines Gynäkologen (Rudolf Prack) zwischen ärztlicher Pflicht, Berufsethos und Liebe. Verfilmung eines Illustriertenromans. Eine Mischung aus Edelkitsch und moralischem Anspruch im Stil der fünfziger Jahre" (LIF).
BRD 1954 P CCC V Gloria R Falk Harnack B Werner P. Zibaso, nach dem gleichnamigen Roman von Curt Riess K Herbert Körner M Herbert Trantow D Rudolf Prack, Winnie Markus, Anne-Marie Blanc, Peter Fischer, Nadja Regin. 92 Min. FSK ab 18, nf E 29.10.1954.

30.) Herr über Leben und Tod
"Die Frau eines Arztes, der das gemeinsame kranke Kind durch eine tödliche Spritze erlösen wollte, verläßt ihr Heim und geht mit dem Kind zu ihrem Geliebten. Das Kind stirbt, der Freund verunglückt und die Frau findet den Weg zu ihrem Ehemann zurück. Filmmelodram nach einer Novelle von Carl Zuckmayer, optisch qualitätsvoll, aber unbefriedigend in der psychologischen Motivierung" (LIF).
BRD 1954 P Interwest V Gloria R Victor Vicas B Frédéric Grendel, Victor Vicas, Horst Hächler, nach der gleichnamigen Novelle von Carl Zuckmayer K Göran Strindberg M Hans-Martin Majewski D Maria Schell, Wilhelm Borchert, Ivan Desny, Olga Limburg, Walter Bluhm. 98 Min. FSK ab 16, f E 7.1.1955.

31.) Du bist die Richtige
"Eine übereilt und leichtfertig geschiedene Arztehe wird wiederhergestellt. Das effektvoll und gepflegt inszenierte Filmlustspiel nach der Boulevardkomödie «Die erste Mrs. Selby» (THE FIRST MRS. FRASER) von St. John Ervine wurde von Baky fertiggestellt, nachdem der renommierte Regisseur Erich Engel die Regie niedergelegt hatte" (LIF).
BRD/Österreich 1954 P Melodie/Donau V Ufa R Josef von Baky, vorher Erich Engel B Juliane Kay K Oskar Schnirch M Wolfgang Ruß-Bovelino D Curd Jürgens, Antje Weisgerber, Elma Karlowa, Hans Holt, Louis Soldan. 93 Min. FSK ab 12, f E 13.1.1955.

32.) Ludwig II.

"Keine historische Biografie des von Größenwahn und Tragik 'umwitterten' bayerischen Königs, sondern die romantische Legende seiner angeblichen Liebe zu Kaiserin Elisabeth von Österreich. Der Film endet 1886 mit dem - hier eindeutig als Selbstmord dargestellten - Tod Ludwigs im Starnberger See. Der prächtig ausgestattete, aber oberflächlich und ohne überzeugende Konzeption inszenierte Film entgeht nur durch die eindrucksvolle Darstellung der Titelrolle durch O. W. Fischer dem Kitsch und der unfreiwilligen Komik" (LIF).

BRD 1954 P Aura V Bavaria R Helmut Käutner B Georg Hurdalek, nach einer Erzählung von Kadidja Wedekind, bearbeitet von Peter Berneis K Douglas Slocombe M Richard Wagner D O. W. Fischer, Ruth Leuwerik, Paul Bildt, Marianne Koch, Friedrich Domin. 115 Min. FSK ab 12, fFBW w E 14.1.1955.

33.) Oberarzt Dr. Solm

"Der Berliner Gehirnchirurg operiert voreilig den schizophrenen Sohn eines Psychiaters, verliert seine Stellung und die Liebe einer Tänzerin, findet aber in Oberbayern eine idyllische Landarztpraxis nebst liebender Krankenschwester; rehabilitiert darf er in die Großstadt zurückkehren. Melodram mit einem Sammelsurium von Unterhaltungselementen: Zwillingsgeburt zu Sylvester, Bauerntod im Pferdestall, Berglandschaft, Schnee, Kirche, Tanz, Geldsorgen, Weihnachtsbäume..." (LIF).

BRD 1954 P Delos V Alcron R Paul May B Kurt Heuser, Ilse Lotz-Dupont, nach dem gleichnamigen Roman von Harald Baumgarten K Hans Schneeberger M Norbert Schultze D Hans Söhnker, Sybil Werden, Antje Weisgerber, Ilse Steppat, Anna Damman. 95 Min. FSK ab 12, f E 17.3.1955.

34.) Liebe ohne Illusion

"Curd Jürgens, armamputierter Kriegsheimkehrer, und Heidemarie Hatheyer, überbeschäftigte Hospitalärztin, in einem zeittypischen Eheroman der westdeutschen fünfziger Jahre: Weil der stellungslose ehemalige Schauspieler zuviel, die Frau aber zu wenig Zeit hat, kommt es zwischen dem alleingelassenen Ehemann und seiner hübschen jungen Schwägerin (Sonja Ziemann) zu einer gemeinsamen Nacht, die nicht ohne Folgen bleibt. Alle drei sind entschlossen, ihre Verantwortung auf sich zu nehmen: das einander verzeihende kinderlose Ehepaar durch Verzicht auf weiteres Glück, also Scheidung; Ursula durch Verzicht sowohl auf die ihr angebotene Heirat als auch auf den verbotenen Eingriff. Das Drehbuch sichert das Happy-End sehr simpel: Im rechten Augenblick fällt die Schwägerin die Treppe herab, sie wird kein Kind bekommen, die Scheidung kann unterbleiben, alle Probleme sind beseitigt. Erich Engel besorgte die Regie des gefühlvoll-verlogenen, vorsichtig auf Moral und Anstand bedachten Kinodramas in aalglatter Routine. Ein Publikumserfolg" (LIF).

BRD 1955 P CCC V Prisma R Erich Engel B Dinah Nelken, Max Colpet, Paul Helwig, nach dem Theaterstück «Ärztliches Geheimnis» von Ladislaus Fodor K Georg Bruckbauer M Herbert Trantow D Curd Jürgens, Heidemarie Hatheyer, Sonja Ziemann, Ernst Schröder, Leonard Steckel. 90 Min. FSK ab 16, f E 7.4.1955.

35.) Geheimnis einer Ärztin

"Eine österreichische Ärztin liebt einen Mann, der bereits verheiratet ist und eine Bande von Morphiumhändlern anführt. Die Ereignisse fügen es, daß man die Ärztin unschuldig ins Gefängnis sperrt. Ein Barmädchen unterweist sie nach der Haftentlassung als Animierdame und Sängerin in einem Nachtlokal, ein Professor macht sie zur Vertrauensärztin der Rauschgiftpolizei und heiratet sie, nachdem sie die Verbrecher zur Strecke gebracht hat. Schicksalsträchtige Handlung nach Art von Illustriertenromanen, miserable Regie" (LIF).

Österreich/BRD 1955 P Öfra/Rex V Union R August Rieger, Karl Stanzl B August Rieger, H. F. Köllner, nach dem Hörspiel «Rauschgift» von Victor Reingruber, unter beratender Mitwirkung des Rauschgiftdezernats der Interpol und der Wiener Polizei K Walter Partsch, Sepp Riff M Carl Loubé D Hilde Krahl, Ewald Balser, Erik Frey, Egon von Jordan, Traute Waßler. 78 Min. FSK ab 16, f E 12.8.1955.

36.) Robert Mayer - der Arzt aus Heilbronn

Robert Mayer, der Entdecker des Satzes von der Erhaltung der Energie, wird hier im Kampf gegen Widerstand und Mißgunst seiner Umwelt gezeigt, die ihm "nicht verzieh, daß er das von ihm entdeckte Gesetz auf die ganze Natur anwenden wollte, also auch auf den Menschen" (Neue Zeit, 3.November 1955). Am Ende wird Mayer im Film durch den Hofrat Zeller für geisteskrank erklärt, weil seine Entdeckung das Göttliche leugnen würde (Quelle: Material des Deutschen Filmarchivs Frankfurt am Main).

DDR 1955 P DEFA R Helmut Spieß B Albert A. Böttcher K Robert Baberske M ? D Emil Stöhr, Gisela Uhlen, Walther Suessenguth, Otto Stübler u.a. E 28.10.1955

37.) Die Herrin vom Sölderhof

"Mißverständnisse zwischen einem Arzt und einer Hotelbesitzerin. Naives und sentimentales Ehedrama, das sich zu Unrecht als Heimkehrerschicksal ausgibt" (LIF).

BRD 1955 P ALBA V Adler R Jürgen von Alten B Jürgen von Alten, Franz Grohmann K Ernst W. Kalinke M Bert Rudolf D Ilse Werner, Viktor Staal, Ida Wüst, Bum Krüger, Christoph Schneider. 95 Min. FSK ab 12, f E 30.12.1955.

38.) Frucht ohne Liebe

"Das Schicksal einer jungen Frau, deren langjähriger vergeblicher Wunsch nach einem Kind schließlich durch künstliche Befruchtung erfüllt wird. Die Frage nach dem ethischen und medizinischen Für und Wider beleuchtet der (in den 50er Jahren als skandalös empfundene) Film mit den Mitteln der Kolportage" (LIF).

BRD 1955 P CCC V Columbia R Ulrich Erfurth B Heinrich Oberländer K Hans Schneeberger M Willi Mattes D Gertrud Kückelmann, Claus Holm, Bernhard Wicki, Paul Dahlke, Erika von Thellmann. 109 Min. FSK ab 18, f E 26.1.1956.

39.) Genesung

"Ein 'falscher' Arzt, ehemaliger Medizinstudent und Sanitäter im Zweiten Weltkrieg, arbeitet in einem Pflegeheim. Er beschließt, sich zu offenbaren. In einer Rückblende wird sein Lebensschicksal in der Zeit des Nationalsozialismus gezeigt.

Im Krieg hatte er sich heldenhaft für einen verletzten KZ-Flüchtling eingesetzt. In einer Gerichtsverhandlung erhält er Bewährungsfrist und die Möglichkeit, seinen Lebenswunsch zu erfüllen, zu studieren und Arzt zu werden" (Quelle: Material des Deutschen Filmarchivs Frankfurt am Main).

DDR 1956 P DEFA R Konrad Wolf B Karl-Georg Egel und Paul Wiens nach dem gleichnamigen Hörspiel K Werner Begmann und Peter Sbrzesny M Joachim Warzlau D Karla Runkehl, Wolfgang Kieling, Wilhelm Koch-Hooge, Wolfgang Langhoff, Eduard von Winterstein u.a. E 17.2.56

40.) Ich suche dich
"Liebeskonflikt zwischen einem wissenschaftsgläubigen Arzt und einer religiösen Frau. In diesem Unterhaltungsfilm inszenierte Star O. W. Fischer vor allem sich selbst und nutzte die Gelegenheit, seine diffuse Lebensphilosophie in die melodramatische Story einzubauen" (LIF).
BRD 1953 P O. W. Fischer NF R O. W.Fischer B O. W. Fischer, Gerhard Menzel, Martin Morlok, Claus Hardt, nach dem Bühnenstück «Jupiter lacht» von A.J. Cronin K Richard Angst M Hans-Martin Majewski D O. W. Fischer, Anouk Aimée, Nadja Tiller, Otto Brüggemann, Paul Bildt. 95 Min. FSK ab 12, f E 24.2.1956.

41.) San Salvatore
"Eine lungenkranke junge Frau zwischen zwei Ärzten. Sie heiratet den brillanteren und labileren von beiden, findet aber Glück, Geborgenheit und Gesundheit erst später bei seinem ernsthaften Kollegen. Sentimentalität und Tristesse in einem unrealistischen 'Zauberberg'-Verschnitt nach einem Roman von Hans Kades" (LIF).
BRD 1955 P Rotary V Bavaria R Werner Jacobs B Felix Lützkendorf, nach dem Roman von Hans Kades K Heiner Schnackertz M Herbert Jarczyk D Dieter Borsche, Will Quadflieg, Antje Weisgerber, Charles Regnier, Hanna Rucker. 100 Min. FSK ab 16, f E 9.3.1956.

42.) Die Ehe des Dr. med. Danwitz
"Die miserable soziale Situation bundesdeutscher Assistenzärzte in den 50er Jahren und die Probleme von Krankenkassen-Patienten werden nicht ernsthaft ausgelotet, sondern als Folie für ein Kolportagedrama mit spekulativen Effekten benutzt" (LIF).
BRD 1956 P Real V Europa R Arthur Maria Rabenalt B Michael Mansfeld K Albert Benitz M Bert Grund D Marianne Koch, Karlheinz Böhm, Heidemarie Hatheyer, Paul Dahlke, Renate Mannhardt. 100 Min. FSK ab 18, f FBW w E 29.3.1956.

43.) Rosen für Bettina
"Eine Ballerina, an Kinderlähmung erkrankt und später geheilt, verliert den geliebten Ballettmeister an ihre Stellvertreterin, findet aber in dem berühmten Arzt, der sie behandelt hat, einen neuen und besseren Lebensgefährten. Konstruiert wirkende Kinounterhaltung - eine Routinearbeit von G.W. Pabst - mit der Wiedergabe zweier kompletter Ballette (Tschaikowskijs »Nußknacker« und Ravels «Boléro») durch die Münchener Staatsoper" (LIF).

BRD 1956 P Carlton V NF R G. W. Pabst B Werner P. Zibaso K Franz Koch M Herbert Windt D Willy Birgel, Elisabeth Müller, Ivan Desny, Eva Kerbler, Carl Wery. 94 Min. FSK ab 12, f E 29.3.1956.

44.) Weil du arm bist, mußt du früher sterben
"Seinerzeit nicht unbegründete Kritik an Mängeln der gesetzlichen Krankenversicherung: Ein Kassenarzt muß machtlos zusehen, wie notleidende Patienten durch eine mißliche Sozialversicherungspraxis im Stich gelassen werden. Der Film vergibt sein Thema durch dick aufgetragene Polemik, Demagogie, psychologische Ungereimtheit" (LIF).
BRD 1965 [!] P Divina V Gloria R Paul May B Ernst von Salomon, Kurt Wilhelm, nach dem Illustriertenroman von H.G. Kernmayr K Georg Bruckbauer M Rolf Wilhelm D Bernhard Wicki, Hanna Rucker, Ilse Steppat, Trude Hesterberg, Hannelore Heimanns 98 Mins. FSK ab 16, f E 12.4.1956.

45.) Herrscher ohne Krone
"Der deutsche Arzt Struensee gewinnt um 1770 als vertrauter Berater des Königs Christians VII. und als Geliebter der Königin großen Einfluß am dänischen Hof. Gefühlvolles historisches Drama mit optischen und darstellerischen Vorzügen, in Anlehnung an den Roman «Der Favorit der Königin» von Robert Neumann" (LIF).
Farbig. BRD 1956 PV Bavaria R Harald Braun B Odo Krohmann, Gerhard Menzel, nach Motiven des Romans «Der Favorit der Königin» von Robert Neumann K Günter Senftleben M Werner Eisbrenner D O.W. Fischer, Odile Versois, Horst Buchholz, Günther Hadank, Fritz Tillmann. 106 Min. FSK ab 16, f E 1956.

46.) Solange noch die Rosen blühn
"In Urlaubsstimmung, während eines Aufenthalts in den Bergen, erliegt eine vielbeschäftigte Ärztin vorübergehend der Illusion, sie liebe einen malenden Holzfäller. Heimatfilm mit magerer Handlung, die durch peinlich humorige Nebenmotive in Gang gehalten wird" (LIF).
Farbig. BRD 1956 P H. D. V Constantin R Hans Deppe B Joachim Bartsch, Karl Heinz Busse K Werner Lenz M Willy Mattes D Hertha Feiler, Willy Fritsch, Eva Probst, Gerhard Riedmann, Annie Rosar. 106 Min. FSK ab 12, nf 1956.

47.) Alle Sünden dieser Erde
"Als durch ihre Mitschuld ein ungezogener Autofahrer verunglückt und ein drogensüchtiger Erpresser sie daraufhin um ihre Anstellung im Hospital bringt, muß die sympathische junge Ärztin (Barbara Rütting) die Stationen deutscher Schicksalsromane der 50er Jahre erleiden: Abtreibung aus Gefälligkeit, Gefängsnishaft, Herumlungern bis an die Grenze der Prostitution...Die Rettung kommt von einem Pfarrer, der seine Nächte offenbar im Wartesaal des Bahnhofs zu verbringen pflegt" (LIF).
BRD 1957 P Rapid V Union R Fritz Umgelter B Johannes Kai K Kurt Hasse M Klaus Ogermann D Barbara Rütting, Ivan Desny, Hannelore Bollmann, Paul Dahlke, Peter Vogel. 108 Min. FSK ab 18, nf E 21.2.1957.

48.) Zwei Herzen voller Seligkeit
"Kleines Lustspielvergnügen mit mehrfachem Happy-End im Heidelberger Nervensanatorium. Ein junger Arzt hält die von zu Hause durchgebrannte Fabrikantentochter für eine Kleptomanin" (LIF).
BRD 1957 P Bühne und Film V Prisma R J. A. Holmann B J. A. Holmann, Dr. G. Born K Ernst W. Kalinke M Theo Knobel D Waltraud Haas, Adrian Hoven, Herta Staal, John van Dreelen, Ernst Waldow. 112 Min. FSK ab 16, nf E 22.3.1957.

49.) Der Bauerndoktor von Bayrischzell
"Mehr oder weniger vergnügliche Begebenheiten aus der Praxis eines ebenso derben wie menschenfreundlichen Landarztes in den bayrischen Bergen. Harmlose Lustspiel-Variante des deutschen Heimatfilms" (LIF).
Farbig. BRD 1957 P Rialto V Defir R Hanns Schott-Schöbinger B Fritz Eckhardt K Georg Bruckbauer M Karl Loubé D Joe Stöckel, Loni Heuser, Josef Egger, Paul Westermeier, Carl Wery. 92 Min. FSK ab 12, nf E 8.8.1957.

50.) Anders als du und ich (§175)
(Das dritte Geschlecht)
"Eine Mutter, die befürchtet, ihr Sohn lasse sich zur Homosexualität beeinflussen, forciert dessen Verhältnis mit einem Mädchen und verstößt dadurch gegen den Kuppelparagraphen. Mit seiner durchtrieben konstruierten Handlung diskriminiert der Film nicht nur die Homosexuellen, sondern diffamiert in einer abstrusen Gedankenverbindung auch noch die abstrakte Kunst. Ein spätes Abfallprodukt faschistischer Gesinnung" (LIF).
BRD 1957 P Arca V Constantin R Veit Harlan B Felix Lützkendorf K Kurt Griegoleit M Erwin Halletz D Paula Wessely, Paul Dahlke, Christian Wolff, Ingrid Stenn, Hans Nielsen. 90 Min. FSK ab 18, f E 1.11.1957.

51.) Frauenarzt Dr. Bertram
"Ein nach dem Zweiten Weltkrieg spät aus der Gefangenschaft heimgekehrter Arzt kommt in Berufs- und Gewissenskonflikte, als er bei seiner minderjährigen unehelichen Tochter eine Abtreibung vornehmen soll. Hintertreppenroman mit moralischer Verbrämung" (LIF).
BRD 1957 PV NF R Werner Klingler B J. A. Hübler-Kahla K Erich Claunigk M Horst Dempwolff D Willy Birgel, Winnie Markus, Antje Geerk, Dietmar Schönherr. 88 Min. FSK ab 18, f E 15.11.1957.

52.) Made in Germany
"Die Firmengeschichte der Zeiß-Werke und das Lebensbild des Wissenschaftlers Ernst Abbe (1850-1905), der das Mikroskop entscheidend verbesserte und auch mit seinen sozialen Ideen Weltruhm erlangte. In der Inszenierung wenig originell, fesselt der Film, trotz einiger Rührseligkeiten, aufgrund seiner Thematik und der gepflegten Darstellung" (LIF).
BRD 1956 P Corona V DFH R Wolfgang Schleif B Felix Lützkendorf, Dr. Richard Riedel K Igor Oberberg M Mark Lothar D Winne Markus, Carl Raddatz, Margit Saad, Werner Hinz, Dietmar Schönherr. 101 Min. FSK ab 6, fE 1957.

53.) Dr. Crippen lebt
"Rätselhafte Kriminalfälle in einer Pariser Villa: Wer ist der Mörder?... Auf den
berechtigten Erfolg seines Kriminalfilms «Dr. Crippen an Bord» (1942) spekulierte
Erich Engels vergebens mit diesem unrealistischen, platten Reißer, der mit dem Fall
des historischen Dr. Crippen nichts zu tun hat" (LIF).
BRD 1957 P Real V Europa R Erich Engels B Erich Engels, Wolf Neumeister K
Albert Benitz M Siegfried Franz D Elisabeth Müller, Peter van Eyck, Fritz
Tillmann, Katharina Mayberg, Inge Meysel. 86 Min. FSK ab 16, nf E 20.2.1958.

54.) Der Arzt von Stalingrad
"In einem sowjetischen Gefangenenlager nach dem Krieg erwirbt sich ein deutscher
Stabsarzt durch aufopfernde Tätigkeit für Freund und Feind allgemeine Achtung.
Gut gespielte, in der heroischen Tendenz etwas [!] dubiose Verfilmung eines
Illustrierten-Romans von Konsalik" (LIF).
BRD 1958 P Divina V Gloria R Geza Radvanyi B Werner P. Zibaso K Georg
Krause M Siegfried Franz D O.E. Hasse, Eva Bartok, Hannes Messemer, Mario
Adorf, Walter Reyer. 110 Min. FSK ab 16, f E 21.2.1958.

55.) Nachtschwester Ingeborg
"Der Widerstand eines berühmten Chirurgen gegen das Liebesverhältnis seines
Sohnes mit einer Krankenschwester erledigt sich durch die Geburt eines unehelichen
Kindes, den Edelmut der Mutter, einen Autounfall und andere feste Bestandteile
deutscher Illustriertenromane der fünfziger Jahre: Großer Publikumserfolg!" (LIF)
BRD 1958 PV DFH R Geza von Cziffra B Geza von Cziffra K Friedl Behn-Grund,
Georg Bruckbauer M Siegfried Franz D Ewald Balser, Claus Biederstaedt, Edith
Nordberg, Camilla Spira, Ilse Steppat. 90 Min. FSK ab 16, f E 3.4.1958.

56.) Gestehen Sie, Dr. Corda!
"Junger verheirateter Assistenzarzt wird aufgrund von Indizien des Mordes an seiner
Geliebten beschuldigt. Im Kesseltreiben der Öffentlichkeit und der Kriminalpolizei
hält nur die betrogene Ehefrau zu dem Angeklagten, der allein durch die zufällige
Verhaftung des wirklichen Täters dem Justizirrtum entrinnt. Das Filmdrama ist
einem authentischen deutschen Kriminalfall der fünziger Jahre nachempfunden, aber
zu vordergründig und betulich inszeniert, um nachhaltig zu fesseln" (LIF).
BRD 1958 P CCC V Europa R Josef von Baky B R. A. Stemmle K Göran
Strindberg M Georg Haentzschel D Hardy Krüger, Elisabeth Müller, Lucie
Mannheim, Hans Nielsen, Fritz Tillmann. 90 Min. FSK ab 16, f E 23.5.1958.

57.) Taiga
"Eine kriegsgefangene deutsche Ärztin weckt in einem sibirischen Arbeitslager bei
ihren resignierenden Landsleuten wieder Lebensmut und Zuversicht. Im Ansatz
ernsthafter, jedoch nicht über rührselige Effekte hinausgehender Versuch, die Nöte
jener deutschen Kriegsgefangenen nachzuzeichnen, die von den Sowjets nach der
Kapitulation jahrelang als Arbeitssklaven festgehalten wurden" (LIF).

BRD 1958 **PV** Bavaria **R** Wolfgang Liebeneiner **B** Herbert Reinecker **K** Georg Krause **D** Ruth Leuwerick, Hannes Messemer, Günther Pfitzmann, Viktor Staal, Hans Quest. 100 Min. FSK ab 12, f **E** August 1958.

58.) Worüber man nicht spricht
"Kommerzprodukt, das zur sexuellen Aufklärung einen Spielfilmrahmen aufbietet, um darin gynäkologische Lichtbilder und Kurzfilme aus dem Kreißsaal unterzubringen. Die Nöte einer schwangeren Primanerin werden durch allerlei Klischees von unduldsamen Eltern, warnendem Frauenarzt, Mut machendem Pfarrer und reuigem Erzeuger ins totale Happy-End befördert" (LIF).
BRD 1958 **P** Neubach **V** Prisma **R** Wolfgang Glück **B** Ilse Lotz-Dupont, nach einer Idee von Dieter Fritko **K** Walter Riml **M** Rudolf Perak **D** Hans Söhnker, Antje Geerk, Albert Rueprecht, Friedrich Domin, Karin Dor. 87 Min. FSK ab 18, f **E** 19.9.1958.

59.) Die Landärztin
"Bayrische Bauern boykottieren eine junge «zugereiste» Ärztin, die eine verwaiste Landpraxis übernommen hat. Ein gutmütiger Schwindel des Dorfpfarrers stellt das allgemeine gute Einvernehmen wieder her. Humoristisch gefärbter Heimatfilm in herkömmlicher Inszenierung - nicht durchweg geschmackvoll" (LIF).
Farbig. BRD 1958 **P** Divina **V** Gloria **R** Paul May **B** Kurt Wilhelm **K** Oskar Schnirch **M** Wolfgang Zeller **D** Marianne Koch, Rudolf Prack, Friedrich Domin, Thomas Reiner, Maria Perschy. 93 Min. FSK ab 12, f **E** Oktober 1958.

60.) ...und nichts als die Wahrheit
"Hat ein verschuldeter Arzt seine unheilbar kranke Exehefrau vergiftet, um in den Besitz ihres Vermögens zu kommen? Die Gerichtsverhandlung bringt Hintergründe ans Licht und beweist die Unschuld des Angeklagten. Aus Ricarda Huchs doppelbödiger Novelle «Der Fall Deruga» wurde ein handwerklich korrekter, psychologisch nicht ganz schlüssiger, einigermaßen spannender Kriminalfilm. - Frühere Verfilmung: DER FALL DERUGA, Deutschland 1938, Regie Fritz Peter Buch, mit Willy Birgel" (LIF).
BRD 1958 **PV** Bavaria **R** Franz Peter Wirth **B** Andrew Solt, H. O. Wuttig, Leopold Ahlsen **K** Günter Senftleben **M** Werner Eisbrenner **D** O. W. Fischer, Marianne Koch, Ingrid Andree, Friedrich Domin, Walter Rilla. 96Min. FSK ab 12, f **FBW** w **E** 1958.

61.) Aus dem Tagebuch eines Frauenarztes
"Seriöser Doktor, von psychopathischer Patientin verleumdet, wird vor Gericht nur aus glücklichem Zufall freigesprochen. Deutscher «Problemfilm» der 50er Jahre: unaufrichtig und sentimental" (LIF).
BRD 1959 **P** Alfa **V** NF **R** Werner Klingler **B** Peter-Martin Deusel **K** Karl Löb **D** Rudolf Prack, Marianne Hold, Ellen Schwiers. 83 Min. FSK ab 16, f **E** 24.3.1959.

62.) Arzt aus Leidenschaft
"Ein ungemein fähiger junger Arzt weist in seiner Vergangenheit einen dunklen Punkt auf. Er hat, aus der Kriegsgefangenschaft heimkehrend, seine Fachexamina mit den Zeugnissen eines verbummelten Studenten gleichen Namens abgelegt, um sich einen Teil des Studiums zu ersparen. Seither ist er ein ausgezeichneter Assistenzarzt, der mit rastlosem Eifer wissenschaftliche Forschungen betreibt und einen sensationellen Selbstversuch übersteht. Vorher hat die Einlieferung einer hübschen Millionärstochter (Autounfall) Liebe und Eifersucht, Intrigen von seiten der bösen Oberschwester und eine Erpressungsaffäre ausgelöst. Die Geschichte mit den falschen Papieren wird noch vor der Hochzeit bereinigt, denn der Staatsanwalt ist praktischerweise der Pate des aufdringlichen Blondhaars. - Eines der für Deutschlands 50er Jahre typischen Arztkittel-Dramen. In der Titelrolle Klausjürgen Wussow, der spätere Chef der ZDF-«Schwarzwaldklinik» (1985/86)" (LIF).
BRD 1959 P Hübler-Kahla V NF R Werner Klingler B J. A. Hübler-Kahla K Erich Claunigk M Horst Dempwolff D Klausjürgen Wussow, Antje Geerk, Willy Birgel, Ellen Schwiers, Adrian Hoven. 92 Min. FSK ab 16, f E 21.8.1959.

63.) Labyrinth
"Die psychotherapeutische Behandlung einer Alkoholikerin in einem Schweizer Luxussanatorium endet in einem lösenden Schock, als die Patientin (eine subtile Studie Nadja Tillers) den Selbstmord einer von ihr abgewiesenen Nymphomanin miterlebt. Ein gescheit tuender, herzloser und glaubensunfähiger Film, der sich als kritische Studie des Zeitgeistes empfindet. Im formalen Bereich bemüht sich Rolf Thiele um eine mondäne, kalte Faszination, deren Absonderlichkeit dazu beitrug, dem Publikum ein ratloses Kopfschütteln abzunötigen" (LIF).
BRD/Italien 1959 P Universum/C.E.I. Incom V UFH R Rolf Thiele B Rolf Thiele, Gregor von Rezzori, nach einem Roman von Gladys Baker K Klaus von Rautenfeld M Hans-Martin Majewski D Nadja Tiller, Peter van Eyck, Amedeo Nazzari, Nicole Badal, Matteo Spinola. 95 Min. FSK ab 18, f E 3.9.1959.

64.) Arzt ohne Gewissen
(Privatklinik Prof. Lund)
"Assistiert von einem untergetauchten KZ-Arzt übt sich ein genialer Chirurg (Ewald Balser) in der Kunst der Herztransplantation, die er im Mordkeller seines schloßartigen Landgutes an entführten Patienten vornimmt. Im Augenblick der Verhaftung nimmt er Gift. Den gruselnahen «Problemfilm» (die Herzverpflanzung war 1959 noch umstritten), der sich darstellerisch und bildlich dem deutschen Gefühl auf gepflegte Weise anträgt, inszenierte der vormalige DEFA-Regisseur Falk Harnack (geb. 1913; «Das Beil von Wandsbek», 1951)" (LIF).
BRD 1959 P Divina V Gloria R Falk Harnack B Werner P. Zibaso K Helmuth Ashley M Siegfried Franz D Ewald Balser, Wolfgang Preiss, Barbara Rütting, Cornell Borchers, Wolfgang Kieling. 95 Min. FSK ab 18, nf E 4.9.1959.

65.) Weißes Blut
"Film, der am Schicksal eines strahlenverseuchten Offizieres der Bundeswehr die unheilvollen Auswirkungen der Atombombenversuche aufzeigt. Künstlerisch

unausgeglichen, doch in der Aussage überzeugend" (Filme in der DDR 1945-86, hrsg. vom Katholischen Institut für Medieninformation. Köln/Bonn 1987).
DDR 1959 P DEFA R Gottfried Kolditz B Harald Hauser, Gottfried Kolditz K ? M ? D Christine Laszar, Jürgen Frohriep, Marga Legal.

Ausländische Spielfilme medizinischen Inhalts zwischen 1945 und 1959: eine Filmographie

(Claudia Michael)

In der folgenden Filmographie sind nur Filme erfaßt, die im Lexikon des Internationalen Films (10 Bände; Reinbek bei Hamburg 1987) enthalten sind. Da hier nur Filme aufgelistet sind, die in Deutschland aufgeführt wurden, ist die Filmographie natürlich nicht vollständig. Die Filme wurden nach dem im Lexikon angegebenen Entstehungsjahr chronologisch angeordnet. Bei identischem Entstehungsjahr wurde alphabetisch sortiert.

Abkürzungsverzeichnis:

LIF	Lexikon des Internationalen Films
P	Produktionsfirma
V	Verleihfirma
R	Regisseur
B	(Dreh-)Buchautor
K	Kameramann
M	Musik
D	Darsteller
FSK	Freiwillige Selbstkontrolle
f	feiertagsfrei
nf	nicht feiertagsfrei
E	Erstaufführung in der BRD bzw. (vor 1949) in Deutschland

1. Am Himmel von China (CHINA SKY)

Ein amerikanischer Arzt, der während der militärischen Auseinandersetzungen zwischen China und Japan im Zweiten Weltkrieg unter chinesischen Partisanen lebt und arbeitet, gibt Anlaß zu einem Eifersuchtskonflikt zwischen seiner Ehefrau und der einheimischen Assistentin. Exotisches Liebesdrama nach einem Buch von Pearl S. Buck.
USA 1945 **PV** RKO **R** Ray Enright **B** Brenda Weisberg, Joseph Hoffmann, nach einer Originalstory von Pearl S. Buck **K** Nicholas Musuraka **M** Roy Webb **D** Randolph Scott, Ruth Warrick, Ellen Drew, Anthony Quinn, Philip Ahn. 78 Min. **FSK** ab 16, nf **E** 19.8.1955

2. Begegnung (BRIEF ENCOUNTER)

Aus der zufälligen Begegnung einer glücklich verheirateten Londoner Hausfrau und eines ebenfalls gebundenen Arztes entwickelt sich eine verhaltene Liebesbeziehung, die mit Verzicht und Trennung ausklingt. Nach einem Stück von Noel Coward drehte Lean einen sensiblen Kammerspielfilm mit perfekter Abstimmung zwischen Thema, feinfühliger Handlungsführung, nuanciertem Spiel und stimmungsvoller Fotografie.

GB 1945 P Noel-Coward-Cineguild V Goldeck R David Lean B Noel Coward K Robert Krasker M Rachmaninow D Celia Johnson, Stanley Holloway, Trevor Howard, Joyce Carey, Cyril Raymond. 85 Min. FSK ab 16, nf E 1948

3. Der Leichendieb (THE BODY SNATCHER)

Die Bevölkerung der schottischen Stadt Edinburgh wird 1832 von makabren Ereignissen in Unruhe versetzt. Tote verschwinden aus ihren Gräbern. Ein Droschkenkutscher stiehlt die Leichen für seinen ehemaligen Studienfreund, einen Arzt, den er erpreßt. Atmosphärisch dichte Verfilmung einer Novelle von Robert Louis Stevenson; ein gut gespielter und auf grobe Schockeffekte verzichtender Klassiker des Horrorkinos.

USA 1945 P RKO V offen R Robert Wise B nach Robert Louis Stevenson K Robert de Grasse M Roy Webb D Henry Daniell, Boris Karloff, Bela Lugosi, Edith Atwater, Russell Wade. 75 Min. E 29.10.1971 ZDF

4. Es werde Licht (LET THERE BE LIGHT)

Der im Zweiten Weltkrieg für die amerikanische Armee gedrehte Film befaßt sich mit der Wiedereingliederung von Soldaten, «die im Krieg schwere psychische Schäden davongetragen haben, aber durch die Bemühungen der Ärzte wieder 'normal' geworden waren». Die Dreharbeiten fanden in einem Militärhospital statt. Durch schonungslose Darstellung der psychisch gestörten Soldaten und der Therapieversuche erhielt Hustons Film eine Tendenz, die den militärischen Auftraggebern nicht genehm war. Er verschwand in den Archiven, bis 1982 eine amerikanische Fernsehgesellschaft ihn erstmals ausstrahlte.

USA 1945/46 P US Army Pictorial Service V offen R John Huston B Charles Kaufman, John Huston K Stanley Cortez, John Huston M Dimitri Tiomkin. 56 Min. E 28.6.1982 WDR

5. Ich kämpfe um Dich (SPELLBOUND)

Eine junge Psychoanalytikerin verliebt sich in den neu in die Klinik gekommenen Chefarzt. Bald aber kommen ihr Zweifel an seiner Identität. Von einer Assistentin wird er des Mordes an einem Kollegen beschuldigt. Die Ärztin hilft dem an Gedächtnisschwund Leidenden durch eine Traumanalyse seine Vergangenheit zu erkennen und entlarvt den wirklichen Täter. Der Bezug zur Psychoanalyse bestimmt weitgehend die Form dieses vorzüglich gespielten, stark dialogbetonten Hitchcock-Films.

USA 1945 P United Artists V Schorcht R Alfred Hitchcock B Ben Hecht, Angus Mac Phail, nach dem Roman «The House of Dr. Edwardes» von Francis Beeding K George Barnes M Miklos Rozsa D Gregory Peck, Ingrid Bergmann, Leo G. Caroll, Michael Chekhav, Rhonda Fleming. 111 Min. FSK ab 16 f E 1952

6. Das Doppelleben eines Arztes (NON COUPABLE)

Der Kleinstadtarzt Dr. Ancelin, liederlich, dem Suff ergeben, von seinen Kollegen verachtet und von seiner Freundin betrogen, fährt betrunken eines Nachts einen

Motorradfahrer tot. Geschickt macht er einen Unfall daraus. Um sich zu beweisen, wie genial er ist, bringt er den Liebhaber seiner Freundin, diese selbst und einen Kollegen um. Wie er vermutete, glaubt die Polizei seinen Geständnissen nicht. Er bleibt somit der brave Bürger, für den man ihn hielt. Ihn spielt Michel Simon (Darstellerpreis in Locarno 1947). Decoin versteht etwas von Schauspielerpsychologie und von Dramaturgie. Sein Film ist spannend und technisch hervorragend.
Frankreich 1946 P Ariane V Continental R Henri Decoin B Mark Gilbert Souvajon K Jacques Lemar M Marcel Stern D Michel Simon, Jany Holt, Jean Debucourt, Jean Wall. 91 Min. FSK ab 16, nf E 1949

7. Der schwarze Spiegel (THE DARK MIRROR)
Von Zwillingsschwestern begeht die eine (psychopathisch veranlagte) einen Mord und weiß den Verdacht mit teuflischer List auf die andere zu lenken - aber ein verliebter Psychiater bringt die Wahrheit an den Tag. Raffinierte Kriminalspannung und psychoanalytische Details in einem von der Alltagsrealität weit entfernten, aber in sich logisch und intelligent konstruierten Thriller, der Olivia de Havilland einen wohlverdienten «Oscar» für ihre Doppelrolle einbrachte.
USA 1946 PV Universal R Robert Siodmak B Nunnally Johnson, nach einem Roman von Vladimir Posner K Milton Krasner D Olivia de Havilland, Lew Ayres, Thomas Mitchell, Garry Owen, Richard Long. 85 Min. FSK ab 16, f E 1950

8. Mit Gesang geht alles besser (WELCOME STRANGER)
Ein kauziger Landarzt engagiert für seinen ersten Urlaub nach dreißig Berufsjahren einen jungen Großstädter als Praxisvertreter. Ihre beruflichen und altersbedingten Gegensätze lösen sich nach allerlei erheiternden Zwischenfällen in respektierliche Freundschaft auf. Amüsante Komödienunterhaltung nach dem Erfolgsrezept des «Wegs zum Glück» (GOING MY WAY).
USA 1946 P Paramount V MPEA R Elliott Nugent B Arthur Sheekman K Lionel Lindon M Robert Emmett Dolan D Bing Crosby, Barry Fitzgerald, Joan Caulfield, Wanda Hendrix, Frank Faylen. 105 Min. E 16.9.1949

9. Morphium (MORFIN)
Ein ältlicher Arzt macht seine junge Frau planmäßig morphiumsüchtig, um sich klavierspielend mit sadistischem Hochgenuß an den Qualen seines Opfers zu weiden. Bereits seine erste Frau starb auf rätselhafte Weise. Bevor er auch die zweite ermorden kann, erschießt ihn ein Amateurdetektiv vom Fenster des gegenüberliegenden Hauses aus mit einer Maschinenpistole. Nach erprobtem Schema inszenierter kleiner Krimi aus Dänemark.
Dänemark 1946 P Palladium V Schorcht R Johan Jacobsen B Arvid Müller D Sonja Wigert, Eyvind-Johan-Svendsen, Gunnar Lauring, Inge Hvid-Mollen, Axel Frische. 70 Min. FSK ab 16

10. Schleichendes Gift
Dokumentarspielfilm über Geschlechtskrankheiten, angeblich gedreht, um die österreichische Landbevölkerung nach dem Durchzug sowjetischer Truppen aufzuklären und zur ärztlichen Untersuchung zu motivieren. Zwischen den Spielszenen

hält ein Dermatologe eine medizinische Vorlesung über einschlägige Krankheitsbilder.
Österreich 1946 **P** Standard **V** Sonderfilm **R** Hermann Wallbrück, unter der medizinischen Oberleitung von Leopold Arzt **K** Hermann Wallbrück **M** Oskar Wagner **D** Alfred Neuhart, Eleonore Beck. 62 Min. FSK ab 16, nf **E** 27.9.1946

11. Schwester Kenny (SISTER KENNY)

Leben und Wirken der in den USA zu Ansehen gelangten australischen Krankenschwester Elizabeth Mary Kenny, die zur Zeit des Ersten Weltkriegs unkonventionelle Behandlungsmethoden der spinalen Kinderlähmung erprobte und unter persönlichen Opfern gegen die Schulmedizin durchsetzte. Solide gemachte, sympathisch gespielte und trotzdem nicht restlos überzeugende Filmbiografie nach den Tagebuchaufzeichnungen der Schwester Kenny.
USA 1946 **PV** RKO **R** Dudley Nichols **B** Dudley Nichols, Alexander Knox, Mary McCarthy **K** George Barnes **M** Alexander Tansman **D** Rosalind Russell, Alexander Knox, Dean Jagger, Philip Merivale, Beulah Bondi. 116 Min. **E** 1948

12. §51 - Seelenarzt Dr. Laduner (MATTO REGIERT)

Wachtmeister Studer (ein behäbiger Kriminalbeamtentyp des Schweizer Films, geprägt von der Persönlichkeit des Schauspielers Heinrich Gretler) löst einen Mordfall in der psychiatrischen Klinik Randlingen, in der ein fortschrittlicher Arzt veraltete Pflege- und Heilmethoden des (tot aufgefundenen) Direktors bekämpft. Spannend inszenierter Kriminalfilm in einer Welt zwischen Wahn und Realität, in der «Matto» (das heißt der Geist der Kollektivschuld der Gesellschaft und der Ungeist sozialer Ungerechtigkeit) regiert. (TV-Remake: Deutschland/Schweiz 1980, Regie: Wolfgang Panzer).
Schweiz 1946 **P** Praesens **V** Diamant **R** Leopold Lindtberg **B** Alfred Neumann, Leopold Lindtberg, nach einem Roman von Friedrich Glauser **K** Emil Berna **M** Robert Blum **D** Heinrich Gretler, Heinz Woester, Elisabeth Müller, Olaf Kübler, Irene Naef. 101 Min. FSK ab 16, f **E** 22.8.1952

13. Abgründe (THE UPTURNED GLASS)

Ein Londoner Arzt und Dozent der Kriminalpsychologie rächt auf grauenhafte Weise den Mord an der Frau, die er liebte. Konstruiert anmutender Kleinkrimi.
GB 1947 **PV** Rank **R** Lawrence Huntington **B** Jon P. Monaghan, Pamela Kellino **K** Reginald Wyer **M** Bernard Stevens **D** Rosamund John, James Mason, Pamela Kellino, Ann Stephens, Henry Oscar. 91 Min. FSK ab 16, nf **E** 1948

14. Frau ohne Moral? (DISHONORED LADY)

Eine mondäne Frau mit Vergangenheit kann sich mit der Hilfe ihres Psychiaters von Mordverdacht reinigen und ein neues Leben beginnen. Nur scheinbar psychologisch tiefschürfender, theatralischer Kriminalfilm.
USA 1947 **P** Tromberg **V** Adler **R** Robert Stevenson **B** Edmund H. North, nach dem Bühnenstück «Die Sünden der Madeleine» von Edward Sheldon und Margaret Ayer Barnes **K** Lucien Andriot **M** Carmen Dragon **D** Hedy Lamarr, Dennis O'Keefe,

John Loder, William Lundigan, Paul Cavanagh. 85 Min. FSK ab 16, nf E
29.4.1955

15. Irrtum im Jenseits (A MATTER OF LIFE AND DEATH)
Ein im Zweiten Weltkrieg mit seiner Maschine abgestürzter englischer Pilot leidet
infolge einer Hirnverletzung unter Halluzinationen: Vor einer überirdischen Instanz
muß er beweisen, daß seine vorzeige «Abberufung» der Irrtum eines subalternen
Himmelsbürokraten war. Während die Ärzte in einer komplizierten Operation um
sein Leben ringen, gewinnt er, von der Liebe beflügelt, seinen Prozeß. Der Film
hält mit Eleganz, satirischem Witz, Sensibilität und Takt die Balance zwischen
Realität und Phantasmagorie. Vorzüglich gespielt und «wundervoll» ausgestattet, hat
er alle Attribute einer anspruchsvollen Unterhaltung, deren optische Reize spezifisch
filmisch sind.
Farbig. GB 1947 P Archers V Rank R Michael Powell B Michael Powell, Emeric
Preßburger K Jack Cardiff M Allan Gray D David Niven, Roger Livesey, Kim
Hunter, Marius Goring, Raymond Massey. 108 Min. FSK ab 16, f E 1948

16. Monsieur Vincent (MONSIEUR VINCENT)
Die Lebensgeschichte des hl. Vinzenz von Paul, der 1617 im Département Bresse
damit beginnt, den Pestkranken zu helfen; auf Betreiben der Familie de Gondi grün-
det er in Paris das Hospital Saint-Lazare, dessen Oberin Louise de Marillac wird.
Dank der herausragenden schauspielerischen Fähigkeiten von Pierre Fresnay (der für
diese Rolle auf der Biennale in Venedig 1947 den Darstellerpreis bekam) und der
klugen Zurückhaltung bei der Inszenierung ist Maurice Cloche ein sehr überzeu-
gender (durch Kollekten und Spenden französischer Katholiken finanzierter) Film
gelungen. Bemerkenswert auch die Dialoge, die Jean Anouilh beisteuerte. Der sel-
tene Fall einer gelungenen Hagiographie fürs Kino.
Frankreich 1947 P EDIC-UGC V Pallas R Léon Carré B Jean-Bernard Luc, Jean
Anouilh K Claude Renoir M J.J. Grunewald D Pierre Fresnay, Aimé Clairiond,
Jean Debucourt, Lise Delemare. 110 Min. E 1949

17. Schweigende Lippen (JOHNNY BELINDA)
Eine taubstumme Farmerstochter aus Neuschottland erschießt einen Tunichtgut, der
sie vergewaltigt hatte und ihr das gemeinsame Kind wegnehmen will. In dem Dorf-
arzt findet sie einen verständnisvollen Freund und nach dem Freispruch vor Gericht
einen liebenden Partner. Ein packendes, niveauvolles Kinomelodram alten Stils mit
starken Gefühlen, dichter Atmosphäre und einer sensiblen Hauptdarstellerin («Oscar»
für Jane Wyman) nach einem Bühnenstück von Elmer Harris.
USA 1947 P Warner V MPEA R Jean Negulesco B Irmgard von Cube, Allen Vincent, nach einem Theaterstück von Elmer Harris K Ted McCord M Max Steiner D
Jane Wymann, Lew Ayres, Charles Bickford, Agnes Moorehead, Stephen McNally.
95 Min. FSK ab 16, nf E November 1949

18. Die Schlangengrube (THE SNAKE PIT)
Eine junge Frau befindet sich nach einem psychischen Zusammenbruch in einem labilen Zustand zwischen Irrsinn und Normalität und macht in einer Anstalt eine

Schocktherapie durch, die sie langsam gesunden läßt. Konventionelle Konflikte, aber gute Menschenschilderung und psychologische Sorgfalt in einem ehrenwerten Drama, das sich (ein wenig zu melodramatisch) um Verständnis für seelisch Kranke bemüht. Die Erkenntnisse und Methoden der Psychotherapie haben sich seit der Entstehungszeit weiterentwickelt.

USA 1948 P 20th Century Fox V Centfox R Anatole Litvák B Frank Partos, Millen Brand, nach einem Roman von Mary Jane Ward K Leo Tover M Alfred Newman D Olivia de Havilland, Leo Genn, Mark Stevens, Celeste Holm, Glenn Langan. 108 Min. FSK ab 16, f E 1950

19. Der Mann mit der Narbe (THE SCAR/HOLLOW TRIUMPH)
Gangster John Muller, der einem anerkannten Psychiater täuschend ähnlich ist, beseitigt ihn und lebt dessen Leben weiter. Ironie des Schicksals: Der Psychiater hatte enorme Spielschulden in einer Spielbank, die von Gangstern betrieben wird; aufgrund der von ihm selbst herbeigeführten Schein-Identität wird John Muller von ihnen erschossen. Kolportagehafter Krimi.

USA 1948 P Eagle-Gamma V Omnium R Steve Sekely B Daniel Fuchs, nach einer Erzählung von Murray Forbes K John Alton M Sol Kaplan D Joan Bennett, Paul Henreid, Eduard Franz, Leslie Brooks, John Qualen. 83 Min. FSK ab 16, nf E 28.3.1950

20. Der Mann vom Eiffelturm (THE MAN ON THE EIFFEL-TOWER)
Kriminalfilm nach einem Roman von Georges Simenon: Ein intelligenter, unheilbar manisch-depressiver ehemaliger Medizinstudent hat einen Doppelmord begangen. Kommissar Maigret überführt ihn, indem er seinen krankhaften Geltungstrieb proviziert. Als der Täter sein Spiel verloren sieht, will er sich vom Eiffelturm stürzen, was Kommissar Maigret verhindert. Er endet auf der Guillotine. Gekonnter Thriller mit erstklassigen Darstellern.

Farbig. USA 1948 P Allen Irving V Constantin R Burgess Meredith B Harry Braun, nach dem Roman «La tete d'un homme» von Siménon K Stanley Cortez M Michel Michelet D Franchot Tone, Charles Laughton, Burgess Meredith, Robert Hutton, Jean Wallace. 95 Min. FSK ab 16, nf E 6.10.1950

21. Dr. Johnsons Heimkehr (HOMECOMING)
Ein egozentrischer Modearzt wird durch seinen Einsatz im Zweiten Weltkrieg und die Beziehung zu einer Krankenschwester, die an der Front ihr Leben verliert, zum verständnisvollen Mediziner und sensiblen Lebensgefährten für seine Ehefrau. Zerdehnter, gefühlvoller «Problemfilm» mit attraktiver Darstellung.

USA 1948 PV MGM R Mervyn Le Roy B Paul Osborn K Harold Rosson M Bronislau Karper D Clark Gable, Lana Turner, Anne Baxter, John Hodiak, Ray Collins. 113 Min. FSK ab 12, f E 1951

22. Engel der Verlorenen (YOIDORE TENSHI)
Ein trunksüchtiger Armenarzt kämpft verzweifelt und letztlich vergebens um das Leben eines schwerkranken jungen Kriminellen. Eindringliches japanisches Sozial-

drama von Kurosawa, bei aller Tragik von Zuversicht und warmherzigem Humor getragen.
Japan 1948 P Toho V Taurus R Akira Kurosawa B Keinosuke Uekusa, Akira Kurosawa K Takeo Ito M Fumio Hayasaka D Tatashi Shimura, Toshiro Mifune, Reizaburo Yamamoto. Michyo Kogure, Chieko Nakakita. 98 Min. E 11.3.1963 ZDF

23. Jedes Mädchen müßte heiraten (EVERY GIRL SHOULD BE MARRIED)
Eine hübsche Verkäuferin lockt mit Liebe und List einen frauenscheuen Kinderarzt in die Ehefalle. Viel Geschwätz und wenig Geist in einer durchschnittlich inszenierten Starkomödie.
USA 1948 PV RKO R Don Hartmann B Stephen Morehouse, Avery Don Hartman K George E. Diskant M Leigh Harline D Cary Grant, Franchot Tone, Diana Lynn, Betsy Drake, Alan Mowbray. 85 Min. FSK ab 16, nf E 1950

24. Macht im Dunkel
Informationsfilm über die Tuberkulose. Eine mit Spielszenen und Schemata angereicherte «Vorlesung», technisch und künstlerisch nicht ganz gelungen, wissenschaftlich veraltet.
Österreich 1948 P Standard V Athena R Hermann Wallbrück B Karl Steurer, Hermann Wallbrück K Hermann Wallbrück M Ernst Hans Richter D Iwan Petrovich, Eva Ulcher, Veit Relin, Hilde Mikulicz, Eva Zilcher. 70 Min. FSK ab 12, f E 31.5.1947

25. Tödliches Geheimnis (MINE OWN EXECUTIONER)
Infolge von Ermüdung, verursacht durch private Schwierigkeiten, versagt ein Psychiater bei der Behandlung eines erkrankten Kriegsveteranen, der daraufhin in einem Anfall sich und seine Frau umbringt. Trotz gerichtlichen Freispruchs verliert der Arzt vorübergehend sein Selbstvertrauen. Der schauspielerisch vorzügliche Film packt sein Thema mit Sachlichkeit und Gründlichkeit an und handelt es durchgehend spannend und niveauvoll ab.
GB 1948 P London V Deutsche London-Film R Anthony Kimmins B Nigel Balchin K Wikie Cooper M Benjamin Frankel D Burgess Meredith, Kieron Moore, Dulcie Gray, Barbara White, Christine Norden. 105 Min. FSK ab 16,f E 28.2.1950

26. Triumphbogen (ARCH OF TRIUMPH)
Emigrantenschicksale kurz vor Ausbruch des Zweiten Weltkriegs in Frankreich: Ein aus Deutschland geflüchteter Chirurg, dessen Frau von den Nazis ermordet wurde, lebt in schäbigen Hotels in Paris. Andere Emigranten helfen ihm, doch seine innere Vereinsamung wird auch durch die Verbindung mit einer ebenso einsamen Schauspielerin nicht aufgebrochen. Was sich im Roman von Remarque zum packenden Handlungsgewebe verdichtet, geriet in dieser Verfilmung recht flach. Unter dem fehlenden zeitkritischen Konzept leiden auch die Leistungen der vorzüglichen Schauspieler.
USA 1948 P Enterprise V Constantin R Lewis Milestone B Lewis Milestone, Harry Bone, nach dem gleichnamigen Roman von Erich Maria Remarque K Russel Metty

M Leonard Gruenberg D Ingrid Bergmann, Charles Boyer, Charles Laughton, Louis Calhern, Stephen Bekassy. 100 Min. FSK ab 16, f E 28.3.1952

27. Bleib bei mir [Liebe in den Bergen] (UN HOMBRE VA POR EL CAMINO)
Seit der mißglückten Operation an seinem Kind wandert ein Chirurg ziellos durch die Welt, bis ihm ein Erlebnis in den Pyrenäen das Vertrauen zu seinem früheren Beruf wiedergibt. Ein ins spanisch-katholische Volksleben eingebetteter schlichter Film für die ganze Familie.
Farbig, Spanien 1949 P Sagitario V Schonger, Jugendfilm R Manuel Mur Oti K H. Berenguer M J. G. Loez D Ana Maviscal, Fernando Nogueras, Pacita de Landa. 86 Min. FSK ab 12, f E 1951

28. Der Wahnsinn des Dr. Clive (OBSESSION)
Ein begabter Arzt will sich an seiner untreuen Frau rächen und ihren letzten Liebhaber durch ein perfektes Verbrechen beseitigen: Er hält ihn in einem Londoner Trümmerviertel monatelang gefangen, bis er genug Säure in einer Wanne angesammelt hat. Ausgerechnet ein Hund bringt die Rettung. Trotz bemühter Regie und Darstellung ein unglaubhaft überzogener Krimithriller.
GB 1949 P Independent V Eagle Lion R Edward Dmytryk B Alec Coppel, nach seinem Theaterstück «A Man About a Dog» K C. Pennington Richards M Nino Rota D Robert Newton, Sally Gray, Phil Brown, Naunton Wayne. 95 Min. FSK ab 16, nf E 4.8.1950

29. Die Nacht geht zu Ende (LA NUIT S'ACHEVE)
Louis, mit Danielle verlobt, verliert bei einem Unfall das Augenlicht. In einem mühsamen und liebevollen Operations- und Heilungsprozeß erlangt er dank des Könnens eines Chirurgen seine Sehfähigkeit wieder. Ein dramaturgisch anspruchslos-biederes Chirurgendrama mit minutiös gefilmten Operationsszenen.
Frankreich 1949 P Minerva V Döring R Pierre Méré B J.A. Faux, Pierre Malfille K Gaston Valentin, Ph. Brunet, Pierre Malfille M Henri Goublier D Victor Francen, Camille Bert, Ludmila Tschérina, Gérard Landry, Georges Rollin. 101 Min. FSK ab 16, f E 1951

30. Kleiner Schwindel am Wolfgangsee
Um seinem Onkel einen Gefallen zu tun, gibt sich ein Kunstmaler als Arzt und sein Freund (der Arzt) als Maler aus. Die vielen sich aus diesem Manöver ergebenden Konfusionen quälen sich zäh und nur selten vergnüglich dem Happy-End entgegen.
Österreich 1949 P AFA V Hamburg/Ring/Karp R Franz Antel B Franz Antel, Gunther Philipp, nach einer Idee von G. V. Satzenhofen K Hans Heinz Theyer M Ludwig Schmidseder D Hermann Erhardt, Hans Holt, Waltraut Haas, Susi Nicoletti, Nadja Tiller, Gunther Philipp. 101 Min. FSK ab 12, nf E 11.11.1949

31. Madame Bovary und ihre Liebhaber (MADAME BOVARY)
Kultivierte und stilvolle Verfilmung des gleichnahmigen Romans von Flaubert. Enttäuscht von der Ehe mit einem armen Landarzt, die ihr nicht die Erfüllung ihrer romanhaften Wunschvorstellungen bringt, stürzt sich die Titelheldin (Jennifer Jones) in

Liebesabenteuer und Luxus. Neuerliche Ernüchterungen und der finanzielle Ruin ihres Mannes treiben sie schließlich in den Tod.

USA 1949 PV MGM R Vincente Minelli B Robert Ardrey, nach einem Roman von Gustave Flaubert K Robert Planck M Miklos Rozsa D Jennifer Jones, Van Heflin, Louis Jourdan, Chrostopher Kent, James Mason. 115 Min. FSK ab 16, f E 1951

32. So beginnt ein Leben (VI VIL HA'ET BARN)

Im Rahmen einer freundlich-humorvollen Spielhandlung macht der Film mit organischen Vorgängen während der Schwangerschaft und Entbindung vertraut. Unspekulativ, dezent, aber naiv und lehrhaft.

Dänemark 1949 P ASA V Sonderfilm Zwicker R Alice O'Frédricks, Lau Lauritzen B Leck Fischer K Rudolf Fredericksen M Sven Gyldmark D Jorgen Reenberg, Ruth Brejnkolm, Grethe Thordahl, Maria Garland, Olander Dam Willumsen. 95 Min. FSK ab 16, f E 27.4.1950

33. Starke Herzen [Mein Bruder Jonathan] (MY BROTHER JONATHAN)

Junger ehrgeiziger Arzt in einer englischen Kleinstadt heiratet die schwangere Braut seines im Ersten Weltkrieg gefallenen Bruders, um sie vor der «Schande» zu bewahren. Gefühlsduseliges, verstaubtes Gesellschaftsdrama nach einem Roman von Francis Brett Young.

GB 1949 P Pathé V Stern/Stüdwest/Nietzsche R Harold French B Leslie L. Landau, Adrian Alington K Derick Williams M Hans May D Michael Denison, Dulcie Gary, Ronald Howard, Sephen Murray. 92 Min. E 22.7.1949

34. Wenn die Eltern schweigen (LOST BOUNDARIES)

Weißhäutiger, jedoch negerblütiger Arzt im New Hampshire der vierziger Jahre gerät zwischen rassistische Meinungsfronten. Einer der ersten Filme, die das «Farbigenproblem in den USA» anpacken.

USA 1949 P Film Classics Inc. V Europa-Film R Alfred L. Werker B Virginia Shaler, Eugene Ling K William J. Miller M Louis Applebaum D Mel Ferrer, Beatrice Pearson, Richard Hylton, Susan Douglas, Canada Lee. 98 Min. FSK ab 12, fFBW w E 1951

35. Die Nacht war unser Freund (THE NIGHT WAS OUR FRIEND)

Theaterverfilmung: Von der Mordanklage freigesprochen, erklärt eine Frau dem geliebten Arzt, daß sie ihren geisteskranken Ehemann durch eine Überdosis Schlaftabletten getötet habe - was nur indirekt zutrifft. Ihre Schuldgefühle werden durch happyendliche Rechtfertigungsthesen in Richtung Euthanasie als unbegründet hingestellt.

GB 1950 P ACT V offen R Michael Anderson B Michael Pertwee, nach seinem Bühnenstück K Gerald Gibbs, Morey Grant D Elizabeth Sellars, Michael Gough, Donald Howard. 60 Min. E 6.4.1963 ARD

36. Dr. Knock läßt bitten (KNOCK)

Dr. Knock, der neue Landarzt von St. Maurice, sieht in der Heilkunst das für ihn beste und kristenfeste Mittel, zu Geld zu kommen. Er handelt, eingestandenermaßen

voller Zynismus, nach dem Motto: «Die Gesunden sind krank, sie wissen es nur noch nicht.» Das Dorf, autoritätsgläubig, bigott und unterwürfig, läßt sich von seinem neuen Arzt die verzuckerten bitteren Pillen für viel Geld andrehen. Der Film, mit Louis Jouvet phantastisch besetzt, mit glänzenden Dörflertypen, ist eine Satire (nach Jules Romain), die durch ihre Süffisanz und Gerissenheit besticht. (1925 drehte René Hervel nach derselben Vorlage «Knock», 1933 Louis Jouvet selbst «Knock ou le triomphe de la médicine», siehe oben!)
Frankreich 1950 P Jacques Roitfeld V Neue Filmkunst R Guy Lefranc B Jules Romain K Claude Renoir, Gibbert Chain M Paul Misraki D Louis Jouvet, Jean Brochard, Pierre Renoir, Pierre Bertin, Marguerite Marken. 99 Min. FSK ab 12, nf E 1952

37. Hexenkessel (CRISIS)

Ein demokratisch eingestellter amerikanischer Hirnchirurg wird gezwungen, einen todkranken südamerikanischen Diktator zu operieren, während der Staatsstreich vor der Tür steht und die Frau des Patienten von den Revolutionären entführt wird. Intelligenter politischer Reißer mit fesselnden Konfliktsituationen, der leider das dramaturgische Gleichgewicht zwischen Ideendrama und Actionfilm verfehlt.
USA 1950 PV MGM R Richard Brooks B Richard Brooks, nach einer Erzählung von George Tabori K Ray June M Miklos Rozsa D Cary Grant, José Ferrer, Paula Raymond, Signe Hasso, Ramon Novarro. 95 Min. FSK ab 16, f E 14.10.1955

38. Lügende Lippen (NEVER FEAR)

Eine Tänzerin erkrankt an spinaler Kinderlähmung, wird wieder gesund, kann jedoch nicht mehr auftreten und versucht tapfer, neuen Lebensmut und eine neue Lebensaufgabe zu finden. Der anspruchslos gemachte Film setzt sich für die Poliobekämpfung ein; seine Handlung ist konstruiert und sentimental, aber die dokumentarischen Hintergründe sind sorgfältig recherchiert und informativ. - Ida Lupino machte in ihrer englischen Heimat, dann auch in Hollywood eine durchschnittliche Schauspielerkarriere und begann später, Drehbücher zu schreiben, zu produzieren und Regie zu führen. Ihre Filme haben alle Engagement, die meisten eine typische Frauenthematik. «Lügende Lippen» war ihre zweite Inszenierung. Außerdem in der Bundesrepublik gezeigt: «Der Mann mit zwei Frauen» und «Immer Ärger mit den Engeln».
USA 1950 P Filmmakers V Panorama R Ida Lupino B Ida Lupino, Collier Young K Archie Stout M Horst Dempwolff D Sally Forrest, Keefe Brasselle, Hugh O'Brian, Eve Miller, Larry Dobkin. 81 Min. FSK ab 12, f E 20.7.1956

39. Unter Geheimbefehl (PANIC IN THE STREETS)

Polizeibeamte und ein Arzt auf der fieberhaften Suche nach den Mördern eines an Lungenpest Erkrankten, die als Kontaktpersonen ein Seuchenrisiko darstellen. Dokumentarisch eingefärbter Thriller («Oscar» für das beste Drehbuch), den Kazan mit sicherem Gespür für Milieu und Atmosphäre im Hafenviertel von New Orleans in Szene setzte. - Vgl. «Der unsichtbare Mörder», 1971)
USA 1950 PV Centfox R Elia Kazan B Richard Murphy, nach einer Erzählung von Edna und Edward Anhalt K Joe MacDonald M Alfred Newman D Richard Wid-

mark, Jack Palance, Paul Douglas, Barbara Bel Geddes, Zero Mostel. 96Min. FSK ab 16, nf E 1951

40. Vagabunden der Liebe
Nach zehnjähriger Ehe verfällt ein mit einer Kinderärztin verheirateter Arzt einer Schauspielerin, folgt ihr, bis sie ihn mit einem Filmproduzenten betrügt, verschuldet angetrunken den Unfall eines Kindes, das er durch Operation rettet und findet zu seiner Ehefrau, die ihn in verzeihender Liebe wieder aufnimmt. Vom Buch und der Regie her Mittelmaß, dank der Schauspielkunst des Ehepaares Paula Wessely - Attila Hörbiger aber beein-druckend.
Österreich 1950 P Öfa V Bavaria R Rolf Hansen B Juliane Kay, Rolf Hansen, Tibor Yost, nach dem Schauspiel «Vagabunden» von Juliane Kay K Oskar Schnirch M Anton Profes D Paula Wessely, Attila Hörbiger, Elfie Gerhart, Adrienne Geßner, Erik Frey. 108 Min. FSK ab 12, f E 18.10.1949

41. Beichte eines Arztes [Die erste Legion] (THE FIRST LEGION)
Das alte Bühnenstück «Die erste Legion» von Emmet Lavery in einer amerikanischen Nacherzählung unter der Regie des Melodramatikers Douglas Sirk: Dr. Morell, Hausarzt in einem amerikanischen Jesuitenkolleg, bewirkt an einem schwerkranken Pater durch seelischen Schock eine sogenannte psychogene Heilung. Während der Arzt aus Haß gegen seine ehemaligen Erzieher diese natürliche Heilung für ein Wunder ausgibt und so durch blasphemische Täuschung die Jesuiten und auch die ganze Öffentlichkeit an der Nase herumführt, ist schon ein echtes Wunder unterwegs: Das Mädchen Terry, seine Patientin, die seit ihrem Sturz vom Pferd für immer mit gebrochenem Rückgrat an den Krankenstuhl gefesselt sein müßte, kann nach einem Gebet in der Jesuitenkirche plötzlich gehen. Da dem Arzt das Mädchen nicht gleichgültig ist, packt ihn diese medizinisch unmögliche Heilung so, daß sich in dem Spötter und Atheisten ein Gnadenwunder, eine Wandlung zum Glauben, vollzieht.
USA 1951 P Joseph Lucachevitschs Sedif V Donau R Douglas Sirk B Francis Lyon, nach einem Schauspiel von Emmet G. Lavery M Hans Sommer D Charles Boyer, William Lemarest, Lyle Bettger, Barbara Rush, Leo G. Carroll. 86 Min. FSK ab 12, f E 1955

42. Chefarzt Dr. Delius (UN GRAND PATRON)
Auch Frankreich hat seine Ärztefilme, nur sind die komplizierter. Der prominente Chirurg, der vor keiner diffizilen Operation zurückscheut, geht völlig in seinem Beruf auf, ein Familienleben findet, so scheint's, nicht statt. Erst ein Pflegekind (die Mutter starb bei einer Operation) bringt den Doktor wieder mit den Problemen des Alltags und seiner Umwelt zusammen. Der effektvoll fotografierte Film rückt die Klischees geschickt ins rechte Licht. Gute Konfektionsware, Pierre Fresnay genau angepaßt.
Frankreich 1951 P Discina V Pallas R Yves Ciampi B Yves Ciampi, Piere Very, nach einem Roman von Piere Very K Marcel Gringnon M J. Kosma D Piere Fresnay, Reneé Devillers, Marvel André, Claire Duhamel, Roland Alexandre. 95 Min. FSK ab 16, f E 1952

43. Das zweite Gesicht des Dr. Jekyll (THE SON OF DR. JEKYLL)
Ein primitiver Versuch, die Stevenson-Verfilmung «Arzt und Dämon» fortzusetzen:
Der Sohn des durch Selbstversuche zum Verbrecher gewordenen Vaters betreibt dessen späte Rechtfertigung.
USA 1951 PV Columbia R Saymour Friedman B nach einer Erzählung von Mortimer Brans und Jack Pollexfen K Henry Freulich M Paul Sawtel D Louis Hayward, Jody Lawrence, Alexander Knox, Lester Matthews, Gavin Muir. 77 Min. FSK ab 16, nf E 18.9.1953

44. Florence Nightingale - Ein Leben für den Nächsten (THE LADY WITH A LAMP)
Episoden aus dem Leben der ersten englischen Krankenschwester (1820-1910), die sich um hygienische Feldlazarette, Militärhospitäler und Genesungsheime verdient gemacht hat. In naiv-sentimentaler Tonart verfilmt, doch dank hervorragender Schauspielkunst (Anna Neagle) trotzdem nicht ohne Vorzüge.
GB 1951 P Wilcox-Neagle V offen R Herbert Wilcox B Warren Chetham-Strode, nach einem Bühnenstück von Reginald Berkeley K Max Greene M Anthony Collins D Anna Neagle, Michael Wilding, Felix Aylmer, Gladys Young, Julian D'Albie. Ca.110 Min. E 26.11.1961 TV

45. Frauen in Gefahr (LE VRAI COUPABLE)
Als man die Leiche eines jungen Mädchens, die man auf einer Müllhalde gefunden hat, untersucht, stellt man fest, daß dem Tod eine fehlgegangene Abtreibung vorausgegangen ist. Eine Kriminalgeschichte, die den «wahren Schuldigen» den Mann, der das Mädchen geschwängert hat, erkennen läßt, dient dem Film als dramatisches Element. In ihrer amateurhaften Gestaltung muß diese Arbeit eines Frauenarztes allerdings auch 1951 schon ziemlich schwer zu ertragen gewesen sein.
Frankreich 1951 P Etudes Cinematographiques V Pallas R Dr. Pierre Thévenard B Dr. Pierre Thévenard K Ivan Bourgin M André Jolivet D Raymond Souplex, André Valmy, Philippe Lemaire, France Descaut, Clément-Thierry. 95 Min. FSK ab 16, f E 1953

46. Liebe (BEL AMOUR)
Nach siebenjähriger glücklicher Ehe verliebt sich ein Arzt auf einem Ball in eine schöne Schwedin, die jedoch darauf besteht, daß er sich scheiden läßt. Die verständnisvolle Ehefrau willigt ein, nimmt den Sohn zu sich, wird aber krank, so daß der Arzt sich wieder des Sohnes annimmt. Er trennt sich von seiner Schwedin, seine Frau stirbt, doch als er die jetzt verheiratete Geliebte wieder trifft, beschließen sie, für sich zu bleiben. - Die überaus gutherzige und anrührend-menschliche Geschichte leidet unter dem Mangel an Überzeugungskraft. Die filmische Präsentation ist bieder und spannungsarm plakativ.
Frankreich 1951 P Prodex V Falken R François Campaux K René Gaveau M Desendos D Giselle Pascal, Antonio Vilar, Odile Versois, La petite Marie France. 86 Min. FSK ab 16, f E 1951

47. Serum 703 (WHITE CORRIDORS)
Ärzte- und Patientenschicksale in einem englischen Provinzkrankenhaus. Eindrucksvoller als die dramatische Lebensrettungsaktion durch ein eilends erfundenes Serum sind die mit zurückhaltender Ironie in Szene gesetzten alltäglichen Milieu- und Charakterstudien. Kultivierte Unterhaltung.
GB 1951 **PV** Rank **R** Pat Jackson **B** Jan Read, Pat Jackson, nach dem Roman «Yeoman's Hospital» von Helen Asthon **K** C. Pennington-Richard **D** James Donald, Googie Withers, Petula Clark, Barry Jones, Moira Lister. 102 Min. **FSK ab 16, f E** 1952

48. Einmal wirklich leben (IKIRU)
Von der Diagnose «Magenkrebs» schockiert, sucht ein einsamer, verwitweter Kommunalbeamter, seinen letzten Lebensmonaten einen Sinn zu geben. Er ringt der trägen Bürokratie den Bau eines Kinderspielplatzes ab und stirbt, unmittelbar nach dessen Eröffnung, im Bewußtsein seines Triumphes. Mit Zurückhaltung, darstellerischer Präzision und optischer Eindringlichkeit gestaltete Kurosawa einen humanen, heilsam beunruhigenden Film.
Japan 1952 **P** Toho **V** - **R** Akira Kurosawa **B** Akira Kurosawa, Shinobu Hashimoto, Hideo Uguni **K** Asaishi Nakai **M** Fumio Rayasaka **D** Takashi Shimura, Nabuo Kaneko, Kyoko Seki, Makoto Kobori, Kumeko Urabe. Ca. 120 Min. **FSK ab 16, f E** 1954

49. Es ist Mitternacht Dr. Schweitzer (IL EST MINUIT, DR. SCHWEITZER)
Die Geschichte des (deutsch)elsässischen Missionars, Arztes und Gelehrten Albert Schweitzer in den Jahren 1910 bis zum Ausbruch des Ersten Weltkriegs (Schweitzer verläßt das Elsaß und geht nach Lambarene). Ausführlich werden seine Begegnungen mit Einheimischen, seine Schwierigkeiten im Überkommen von Stammesriten, mit Haß und Unglauben geschildert. Als der Krieg ausbricht, wird Schweitzer von den Franzosen als deutscher Staatsbürger interniert, sein Freund, ein katholischer Eremit, wird ein Opfer der Zauberer. Der Film profitiert von der schauspielerischen Bravour Pierre Fresnays. Er ist ein gelungenes Beispiel für die Filme, in denen mit guten Gefühlen für einen guten Zweck ein gutes Ergebnis erzielt werden muß.
Frankreich 1952 **P** Nordia **V** Union/Berliner Filmverleih **R** André Haguet **B** H. André Legrand, André Haguet **K** Lucien Joulin **M** M.P. Guillot **D** Pierre Fresnay, Raymond Rouleau, Jean Debucourt, André Valmy, Jeanne Moreau. 112 Min. **FSK ab 6, f E** 1953

50. Frau in Weiß (GIRL IN WHITE)
Die berufliche Entwicklung und die persönlichen Konflikte der ersten Medizinerin, die um 1900 in einem New Yorker Krankenhaus angestellt wurde. Klischeehafte Filmbiographie mit übertriebenen optimistischem Pathos, die jedoch durch gut getroffenes Alltagsmilieu und lebendige Darstellung Interesse verdient.
USA 1952 **PV** MGM **R** John Sturges **B** Irmgard von Cube, Allen Vincent **K** Paul C. Vogel **M** David Raksin **D** June Allyson, Arthur Kennedy, Gary Merrill, Jesse White, Mildred Dunnock. 95 Min. **FSK ab 12, fFBW w E**1953

51. Geständnis einer Nacht (LA MINUTE DE VERITE)
Dr. Richard wird zu einem jungen Maler nach dessen Selbstmordversuch gerufen.
Dort entdeckt er, daß dieser der Geliebte seiner Frau war. In der langen Nacht des
Wartens erzählt die Frau ihrem Mann, wie es dazu gekommen ist. Als Nachricht aus
dem Krankenhaus kommt, daß der Maler gestorben ist, haben sich die Eheleute ausgesprochen und beschließen, ihre Vergangenheit zu vergessen und ihr Leben gemeinsam neu anzufangen. - Delannoy, der in den meisten seiner psychologischen
Filme sehr genau Zustände und Menschenschicksale zu zeichnen pflegt, hat mit der
gekonnten Verwendung von Rückblenden dieses Zweipersonendialogstück intensiv
und glaubwürdig gezeichnet. Der Film wirkt besonders durch seine beiden glänzenden Darsteller überzeugend, routiniert und perfekt.
Frankreich/Italien 1952 P Franco-London/Cines V Prisma R Jean Delannoy B Jean
Delannoy, Henri Jeanson, Roland Laudenbach K Robert LeFébvre M Paul Misraki
D Michèle Morgan, Jean Gabin, Daniel Gélin, Doris Duranti, Lia di Leo. 109 Min.
FSK ab 16, f E 1953

52. Verbotene Frucht (LE FRUIT DÉFENDU)
Dr. Pellegrin, ein Kleinstadtarzt, heiratet wieder. Als er eine Eintänzerin auf einer
Reise kennenlernt, macht er sie zu seiner Geliebten und für die Mitbewohner zu sei-
ner Sprechstundenhilfe. Pellegrin will schon seine Ehe aufgeben, als er doch von
Zweifel geplagt wird und sich seiner Frau anvertraut, die ihm vertändnisvoll den
Ehebruch verzeiht. Verneuil hat in seiner präzisen Kleinstadtmilieuschilderung gute
Arbeit geleistet, vor allem ist die schauspielerische Leistung Fernandels hervorzuhe-
ben. Ein ernsthafter kleiner Film über ein Thema, das sonst fast immer vertan wird.
Frankreich 1952 P Gray V NF R Henri Verneuil B Jacques Companez Manse und
H. Verneuil, nach einem Roman von Georges Simenon K Henri Alekan M Paul Du-
rand D Fernandel, Françoise Arnoul, Claude Nollier, Sylvie, J. Castelot. 95 Min.
FSK ab 18, f E 1953

53. Das Fleisch ist schwach (BUFERE)
Angesehener italienischer Chirurg verfällt rettungslos den Reizen einer zweifelhaften
Trapezkünstlerin. Banales Leidenschafts-Melodram, realitätsfern und ohne psycholo-
gische Delikatesse.
Italien 1953 P Titanus V Union R Guido Brignone B Sabatino Lopez D Jean Gabin,
Silvana Pampanini, Carla del Poggio, Serge Reggiani, Paolo Stoppa. 90 Min. FSK
ab 16, f E 1953

54. Der Arzt und das Mädchen (LE GUERISSEUR)
Ein Arzt und ein Heilpraktiker im Streit um die richtige Heilmethode - garniert mit
einer Liebesgeschichte. Dramatisch wirkungsvolle, in der Argumentation allerdings
wenig sorgfältige Mischung aus Problemfilm und Melodram, interessant vor allem
durch das Zusammentreffen von französischem und bundesdeutschem Nachkriegsfilm. Die dürre Korrektheit von Dieter Borsche schneidet dabei deutlich schlechter
ab als der lässige Charme von Jean Marais.
Frankreich 1953 P Les Films du Cyclope/Indusfilms V Dt. Cosmopol R Yves
Ciampi B Jacques-Laurent Bost K Marcel Grignon M Marcel Delannoy D Jean Ma-

rais, Danièle Delorme, Dieter Borsche, Maurice Ronet, Jean Murat. 90 Min. FSK ab 16, f E 1954

55. Die Hochmütigen (LES ORGEUILEUX)
Georges, ein junger französischer Arzt, ist in einer mexikanischen Hafenstadt gestrandet und dem Suff verfallen. Als Nellie und Tom, ein durchreisendes Ehepaar, die Hilfe eines Arztes brauchen, können weder der Mexikaner noch Georges helfen: Tom stirbt. Georges erkennt, daß eine Epidemie ausbrechen wird und will Nellie vor dem Ausrufen der Quarantäne wegschicken. Doch diese hat mit Georges zum ersten Mal die wirkliche Liebe kennengelernt und bleibt bei ihm. Er findet so neue Kraft für ein neues Leben. - Der zugrundeliegende Stoff von Sartre ist sehr konsequent und voller dramatischer Logik von Allégret verfilmt worden, der die Atmosphäre der tödlichen Bedrohung, die Fatalität der Epidemie mit äußerster Intensität darstellt. Nicht zuletzt durch Michéle Morgan und Gérard Philipe ist dieser wohl beste Film des Regisseurs ein «Klassiker» des französischen Films der 50er Jahre geworden.
Frankreich/Mexiko 1953 P CICC/Chrysaor/Jena/Reforma V Columbia R Yves Allégret B Jean Aurenche K Alex Philips M Paul Misraki D Michéle Morgan, Gérard Philipe, C.L. Moctezuma, V.M. Mendoza, Michéle Cordoue. 108 Min. FSK ab 16, fFBW w E 12.3.1954

56. Die letzte Brücke
Eine deutsche Kinderärztin, die im Zweiten Weltkrieg als Lazarettschwester eingezogen ist, wird in Jugoslawien von Partisanen entführt, die ärztliche Hilfe brauchen. Sie ist im Konflikt zwischen ärztlich-menschlicher und militärischer Pflicht, entscheidet sich aber freiwillig, zu bleiben und wird am Ende auf einer Brücke zwischen den Fronten erschossen. Nach «In jenen Tagen» inszenierte Käutner hier erstmals wieder einen realistischen, zeitbezogenen Stoff. Der Film ist darstellerisch und formal anspruchsvoll, appelliert eindringlich an die Versöhnlichkeit und leider stellenweise zu sehr an die Emotionen der Zuschauer.
Österreich/Jugoslawien 1953 P Cosmopol/Ufus V Columbia R Helmut Käutner B Helmut Käutner, Norbert Kunze K Elio Carniel M Carl de Groof D Maria Schell, Bernhard Wicki, Barbara Rütting, Carl Möhner, Horst Hächler. 105 Min. FSK ab 12, fFBW w E 11.2.1954

57. Die Liebe einer Frau (L'AMOUR D'UNE FEMME/L'AMORE DI UNA DONNA)
Konflikt einer 35jährigen Ärztin, auf einer bretonischen Insel, die zwischen ihrem sozial wichtigen Beruf und dem Ingenieur wählen muß, den sie heiraten möchte. Das ansprechende Thema wird psychologisch nicht ganz ausgeleuchtet, aber kühl und zugleich bemerkenswert nobel behandelt.
Frankreich/Italien 1953 P LPC Costellazione/Richebé V offen R Jean Gremillon B Jean Gremillon, René Wheeler, René Fallet K Louis Page M Elsa Baraine D Micheline Presle, Massimo Girotti, Gaby Morlay, Paolo Stoppa. Ca. 100 Min. E 30.9.1962 ARD

58. Lektion in Liebe (EN LEKTION I KÄRLEK)
Der Frauenarzt David ist sei 15 Jahren mit Marianne verheiratet; die Ehe leidet jedoch unter beiderseitiger Entfremdung. David kümmert sich kaum um seine Frau und seine Tochter Nix, hat ein Verhältnis mit einer Patientin und erkennt seine Lieblosigkeit erst, als Nix ihm ihre pubertären Ängste offenbart. David beschließt, Marianne mit einem kuriosen Plan zurückzugewinnen. - Früher Ehefilm von Ingmar Bergman, der seine Skepsis in die Form einer Komödie faßt. Trotz des scharfen, zuweilen respektlos erscheinenden Tonfalls von einer menschenfreundlichen, augenzwinkernden Ironie getragen.
Schweden 1953 P AB Svensk V Atlas R+B Ingmar Bergman K Martin Bodin, Bengt Nordwal M Dag Wirén D Eva Dahlbeck, Gunnar Björnstrand, Harriet Andersson, Yvonne Lomebard, Ake Grönberg. 95 Min. FSK ab 18, nfFBW w E 25.1.1963

59. Liebe ohne Gnade (L'ESCLAVE)
Ein junger Komponist, nach einem Unfall morphiumsüchtig geworden, wird von einer Sängerin immer tiefer in die Drogensucht gedrängt, so daß er schließlich nicht einmal mehr seine Symphonie, die er seiner Frau widmen wollte, ohne den «Stoff» uraufführen kann. Mit aller Kraft und Liebe hilft die Frau ihm, als er eine schwere Krise mit Wahnsinnsanfall in einer Pflegeanstalt auskurieren muß. Ciampi geht sehr sorgfältig bei der Behandlung des Drogenproblems vor, die Charaktere sind nicht verzeichnet, die Spannung wird nicht aus Effekten und billigen Reizen gezogen. Eine redliche Arbeit, die ihrem Thema gerecht wird.
Frankreich/Italien 1953 P Cormoran/ICS V Ring R Yves Ciampi B H.F. Rey, J. Dopagne K Marcel Grignon M Georges Auric D Daniel Gelin, Eleonora Rossi-Drago, Barbara Laage, Gerard Landry, Louis Seigner. 95 Min. FSK ab 16, f E 1955

60. Saadia (SAADIA)
Ein junger französischer Arzt kämpft in der Sahara gegen Zauberei und Aberglauben und um die Liebe einer marokkanischen Tänzerin. Abenteuerfilm mit landschaftlichen Attraktionen und einem gewissen intellektuellen Anspruch.
Farbig. USA 1953 PV MGM R Albert Lewin B Albert Lewin, nach dem Roman «Echec au Destin» von Francis D'Autheville K Christopher Challis M Bronislau Kaper D Cornel Wilde, Mel Ferrer, Rita Gam, Michel Simon, Wanda Rotha. 87 Min. FSK ab 6, f E 25.2.1955

61. Aber, Herr Doktor... (DOCTOR IN THE HOUSE)
Vier Medizinstudenten beziehen die Universität und bereiten sich auf das Examen vor. Ihrem mehrjährigen Studium gewinnt der Film mit freundlicher Ironie ein oder zwei Dutzend erheiternde Anekdoten ab. Im ersten Drittel einige Längen, aber auch dabei triumphiert wenigstens der köstliche Humor der Darsteller.
Farbig. GB 1954 P Croup V Rank R Ralph Thomas B Nicholas Phipps, nach dem Roman von Richard Gordon K Ernest Steward M Bruce Montgomery D Dirk Bogarde, Muriel Pavlow, Kenneth More, Donald Sinden, Donald Houston. 90 Min. FSK ab 12, nf 1955

62. Das Wunder von Lourdes (LOURDES ET SES MIRACLES)
Ein Reporter befragt in der Art eines Fernsehinterviews drei vor Jahren Geheilte,
stellt dann den Tagesablauf in Lourdes vor und berichtet über die Untersuchung
zweier weiterer (nach Fertigstellung des Films amtlich anerkannter) Heilungen durch
die Ärztekommission. Charakteristisch für diese Reportage von Rouquier
(«Farrebique», 1946) ist ihre überzeugende Nüchternheit. Sie will weder Stellung beziehen noch religiös erbauen, sondern Wirklichkeit festhalten.
Frankreich 1954/55 P Productions du Parvis/J.P. Chartier V NWDF R+B Georges
Rouquier K Albert Wiguier, Pierre Bachelet, Jacques Duhamel. 79 Min. FSK ab 6,
fFBW bw

63. Die wunderbare Macht (MAGNIFICENT OBSESSION)
Der humanistischen Bewegung des amerikanischen Reverends Frank Buchman
(«Moralische Aufrüstung», seit 1946 in Caux) nahestehender Spielfilm, der trotz
namhafter Regie und Besetzung wegen seiner naiv-optimistischen Überschätzung der
natürlichen Veranlagung des Menschen und seiner Möglichkeiten nicht überzeugt:
Ein egozentrischer Millionärssohn wandelt sich unter Schuldgefühlen am Tode eines
Chirurgen und der unfallbedingten Erblindung der Witwe vom Rennbootrekordler
zum Menschenfreund, vollendet sein Medizinstudium, operiert die Blinde und heiratet sie.
Farbig USA 1954 PV Universal R Douglas Sirk B Robert Blees, nach einem Roman
von Lloyd C. Douglas K Russell Metty M Joseph Gershenson D Jane Wyman, Rock
Hudson, Barbara Rush, Agnes Moorehead, Otto Kruger. 104 Min. FSKab 12. f E
1954

64. Der Fluß und der Tod (EL RIO Y LA MUERTE)
Eine mexikanische Vendetta-Chronik: Als sein Vater im Heimatdorf umgebracht
worden ist, folgt ein junger Arzt in Mexico-City dem generationenlangen Gesetz der
Blutrache seiner Familie, rächt den Ermordeten und wird selbst getötet. Im Gesamt-
werk von Bunuel gehört dieser rein narrative Film zu den «kleinen» Arbeiten des
großen Regisseurs.
Mexiko 1954 P Clasa Films Mudiales V offen R Luis Bunuel B Luis Bunuel, Luis
Alcoriza, nach einem Roman von Miguel Alvarez Acosta K Raúl Martinez Solares
M Raúl Lavista D Columba Dominguez, Miguel Torruco, Joaquín Cordero, Jaime
Fernández, Humberto Almazán. 93 Min. E 23.1.1974 HR/WDR

65. Sinuhe, der Ägypter (THE EGYPTIAN)
Im Zeitalter der Pharaonen entwickelt sich ein ägyptisches Findelkind nach aben-
teuer- und entbehrungsreichem Leben zum bedeutenden Arzt und Philosophen, der
nach dem Sinn des Daseins forscht. Naiv religiöser Monumentalfilm in kostspieligen
historischen Kulissen nach dem Erfolgsroman von Mika Waltari.
Cinemascope, farbig. USA 1954 P 20th Century Fox V Centfox R Michael Curtiz B
Philip Dunne, nach einem Roman von Mika Waltari K Leon Shamroy M Bernard
Herrmann D Edmund Purdon, Jean Simmons, Victor Mature, Gene Tierney, Bella
Darvi. 140 Min. FSK ab 12, f E 17.12.1954

66. Aus dem Leben einer Ärztin (STRANGE LADY IN TOWN)
Eine junge Ärztin, die um 1880 nach Santa Fé kommt, wo ihr Bruder das Leben eines Outlaws führt, setzt sich gegen Vorurteile und Pressionen beruflich durch und findet eheliches Glück mit einem Kollegen. Eine kaum überzeugende Verschmelzung von Frauendrama und Western.
Cinemascope, farbig. USA 1955 PV Warner R Mervyn Leroy B Frank Butler K Harold Rosson M Dimitri Tiomkin D Greer Garson, Dana Andrews, Cameron Mitchell, Lois Smith, Walter Hampden. 108 Min. FSK ab 12, f E 19.7.1955

67. Das Geheimnis der Schwester Angelika (LE SECRET DE SOEUR ANGELE)
Schwester Angelika, die noch nicht ihre Gelübde abgelegt hat, ist ausgebildete Ärztin. Sie kümmert sich in Marseille um die aus Indochina verjagten Nonnen, die mit eurasischen Waisenkindern gekommen sind. Noch in Paris wurde Schwester Angelika Zeugin eines Mordes und sah den entfliehenden Mörder. In Marseille tut sie ihren Samariterdienst in Zivilkleidung und begegnet Marcel, dem Mörder aus Paris, der sie aber nicht erkennt. Um ihn auf den rechten Weg zu bringen, kümmert sie sich um ihn und versteckt ihn. Als er sich in sie verliebt, erklärt sie ihm ihre Liebe zu Gott; er ist bereit sich der Polizei zu stellen. Joannon («Der Abtrünnige») versteht es recht gut, die Spannung eines kolportagenahen Kriminalfilms mit der Problematik der Situation der Nonne zu verknüpfen. Sophie Desmarets als Angelika ist überzeugend, der Film ist weitgehend frei von Sentimentalitäten.
Frankreich 1955 P Regina/Filmsonor/Cinédas V DFH R+B Léo Joannon K Michel Michelet M Robert LeFébvre D Sophie Desmarets, Ralf Vallone, Berthe Bovy, Mary Marquet, Aimé Clariond. 95 Min. FSK ab 16, f E 1956

68. Die Grille (POPRYGUNJA)
Die Erzählung von Tschechow (1860-1904) in einer melodramatischen, farblich hervorragenden (Wolga-Landschaft), aber reichlich langatmigen Verfilmung aus der Sowjetunion. Im Mittelpunkt die leichtlebige Gattin eines selbstlosen Arztes in Petersburg, der neben seiner Praxis noch wissenschaftlich arbeitet, um das aufwendige Leben seiner Frau zu finanzieren, die sich mit Künstlern umgibt und mit einem Maler ein ehebrecherisches Verhältnis unterhält, bis er genug von ihr hat. Der alles verstehende Ehemann verzeiht ihr auch das, aber sie erkennt erst in seiner Sterbestunde seinen großzügigen Charakter.
Farbig. UdSSR 1955 P Mosfilm V offen R+B Samson Samsonow, nach einer Novelle von Anton Tschechow K F. Dobronrawow M N. Krjukow D Sergej Bondartschuk, Ludmilla Zelikowskaja, W. Drushnikow, J. Teterin. 103 Min. (TV 90 Min.)

69. Die Verlorenen (THE COBWEB)
Konflikte in einer elegant eingerichteten psychiatrischen Privatklinik zwischen einem jungen Arzt, seiner hysterischen Frau, dem labilen Chefarzt und der verbitterten Anstaltsleiterin... Kultiviert gestalteter Pseudoproblemfilm.
Cinemascope, farbig. USA 1955 PV MGM R Vincente Minnelli B John Paxton K George Folsey M Leonard Rosenman D Richard Widmark, Lauren Bacall, Charles Boyer, Gloria Grahame, Lilian Gish. 124 Min. FSK ab 16, f E 23.3.1956

70. Doktor Ahoi! (DOCTOR AT SEA)
Der junge Mediziner (Dirk Bogarde), nunmehr Arzt mit zweijähriger Praxis, heuert auf einem Schiff an, und seine Position an Bord während der Seereise führt beim bärbeißigen Käpt'n und bei zwei weiblichen Fahrgästen zu den erwarteten Verwicklungen...Herrschten im «Doktor»-Film Nr. 1 noch schmunzelige Milieu- und Typenkomik vor, so regiert hier fast nur mehr eine derbere Situationskomik. Vistavision, farbig. GB 1955 P Croup V Rank R Ralph Thomas B Nicholas Phipps, Jack Davies, nach einem Roman von Richard Gordon K Ernest Steward M Bruce Montgomery D Dirk Bogarde, Brigitte Bardot, Brenda de Banzie, James Robertson Justice, Maurice Denham. 94 Min. FSK ab 12, nf E 1956

71. In all diesen Nächten (THE SHRIVE)
Ein Theaterregisseur wird durch seine herrschsüchtige Frau zum psychischen Zusammenbruch und Selbstmordversuch getrieben und kämpft nach seiner Einlieferung in die Psychiatrie um eine Rehabilitierung. Packend gespieltes psychologisches Drama nach einem Broadwayerfolg von Joseph Kramm, das - nicht völlig überzeugend - die Zustände und Heilmethoden in amerikanischen Nervenkliniken kritisiert. USA 1955 PV Universal R José Ferrer B Ketti Frings K Bill Daniels M Joseph Gershenson D José Ferrer, June Allyson, Joy Page, Kendall Clark, Isabel Bonner. 88 Min. FSK ab 18, fFBW w E 28.10.1955

72. Testpiloten (ON THE THRESHOLD OF SPACE)
In einem luftfahrtmedizinischen Foschungscenter der USA untersucht ein Arzt und Fallschirmspringer die menschlichen Reaktionen auf große Beschleunigungen und Höhen. Durch einen Ballonflug in 30 km Höhe gewinnt er wichtige Erkenntnisse. In seinem halbdokumentarischen Teil bringt der Film authentisches, eindrucksvolles Bildmaterial. Nebenher läuft eine magere Story über Privatkonflikte in Ehe und Beruf.
Cinemascope, farbig. USA 1955 P 20th Century Fox V Centfox R Robert D. Webb B Simon Wincelberg, Francis Cockrell K Joe MacDonald M Lyn Murray D Guy Madison, Virginia Leith, John Hodiak, Dean Jagger, Warren Stevens. 96 Min. FSK ab 12, f E 15.5.1956

73. ...und nichts als ein Fremder (NOT AS A STRANGER)
Entwicklungsgeschichte und Charakterstudie eines hochbegabten amerikanischen Mediziners, dessen selbstzufriedene Tüchtigkeit durch einen Operationsfehler erschüttert wird und dessen Ehe viele Belastungsproben besteht. Breit angelegte, seriöse Verfilmung eines Romanbestsellers von Morton Thompson mit durchweg überragenden Schauspielerleistungen.
USA 1955 P Stanley Kramer V United Artists R Stanley Kramer B Edna und Edward Anhalt, nach einem Roman von Morton Thompson K Franz Planer M George Antheil D Olivia de Havilland, Robert Mitchum, Frank Sinatra, Gloria Grahame, Broderick Crawford. 136 Min. FSK ab 16, fFBW w E 28.10.1955

74. Albert Schweitzer

Biographischer Dokumentarfilm über den Urwaldarzt Albert Schweitzer. Trotz seiner Schlichtheit von starker Eindruckskraft.
Farbig. USA 1956 P Hill V Matthias R Jerome Hill K Erica Anderson M Alec Wilder D Albert Schweitzer. Philip Eckart, Adele Woytt. 107 Min. FSK ab 6. f FBW w

75. Die Schreckenskammer des Dr. Thosti (BLACK SLEEP)

Ein gewissenloser Arzt der viktorianischen Epoche experimentiert mit gewaltsam festgehaltenen Patienten, um seine an einem Hirntumor erkrankte Frau zu retten. Die Produkte seiner Versuche, hirnlose, deformierte Wesen, treiben ihn in den Tod. Trotz der Besetzung mit kompetenten Horrorstars nur ein primitives Schauermärchen.
USA 1956 P Bel Air V Lehmacher R Reginald Le Borg B John C. Higgins K Gordon Avil M Les Baxter D Basil Rathbone, Bela Lugosi, Lon Chaney jr., John Carradine, Akim Tamiroff. 81 Min. FSK ab 16, nf E 1958

76. Der Mann, der sich selbst verlor (MAN IN THE ROAD)

Britischer Gelehrter wird in einer von Ostagenten geleiteten «Privatklinik» für Nervenkranke um sein Gedächtnis und seine Identität gebracht. Seine Entführung in die UdSSR mißlingt, trotz Hubschraubereinsatz, durch die im letzten Augenblick heranjagende Polizei. Durchschnittskrimi der B-Klasse, offen unwahrscheinlich.
GB 1956 P Gibraltar V offen R Lance Comfort B Guy Morgan D Derek Farr, Ella Raines, Donald Wolfit. 80 Min. E 29.1.1962 ARD

77. Doktor Laurent (LE CAS DU DOCTEUR LAURENT)

Dr. Laurent zieht sich als Arzt aus Paris in die Alpen zurück und übernimmt die Dorfpraxis eines pensionsreifen Kollegen. Er setzt - gegen den bornierten Widerstand der Dörfler - die Methoden der «schmerzlosen Geburt» durch. Kernstück des für seine Entstehungszeit außergewöhnlich mutigen Films ist eine Dokumentation über diese damals revolutionäre Geburtsmethode, die der Regisseur sehr gut in seine zurückhaltend dramatisierte Filmhandlung eingebaut hat. Jean Gabin kann, wie nicht allzu oft, beweisen, daß er ein hervorragender Charakterdarsteller war. Milieu und Landschaft sind gut in die spannend-anrührende Geschichte integriert.
Frankreich 1956 P Cocinor/Cocinox/Sedif V RKO R Jean-Paul Le Chanois B Jean-Paul Le Chanois, René Barjavel K Henri Alekan M Joseph Kosma D Jean Gabin, Nicol Courcel, Silvia Monfort, Arius, Orane Demazis. 98 Min. FSK ab 16, fFBW w E 1958

78. Ein Frauenarzt klärt auf (PIERRE ET IRENE/L'EVEIL DE L'AMOUR)

Aus offenbar sehr altem Material zusammengeschnittener «Aufklärungsfilm». Populär-wissenschaftliche Vorträge über Geschlechtskrankheiten, von einem weisen Arzt ausgerechnet einer Zeitungsreporterin gehalten, wechseln mit primitiven Illustrationsszenen.

BRD/Frankreich 1956/59 P Ebner/Films du Fanal V Ebner R J.C. Roy, G. Jaffe D
Colette Castel, Philipp Athis, Betty Stresa, J. Vertex. 59 Min. FSK ab 18, nf E
12.2.1960

79. Eine Handvoll Hoffnung (BIGGER THAN LIFE)
Ein amerikanischer Lehrer, wegen seiner Arthritis mit Cortison behandelt, wird
süchtig und verfällt durch Überdosierung der Droge dem Größenwahn. In seinen
Rauschzuständen tyrannisiert er die Familie und versucht, seinen Sohn zu töten. Ein
angeblich authentischer Krankheitsfall in einem sensationslüsternen Reißer, der le-
diglich durch James Masons beklemmende Darstellung von Interesse ist.
Cinemascope, farbig. USA 1956 P 20th Century Fox V Centfox R Nicholas Ray B
Cyril Hume, Richard Maibaum K Joe MacDonald M David Raskin D James Mason,
Barbara Rush, Walter Matthau, Robert Simon, Christopher Olsen. 95 Min. FSK ab
16, f E 26.10.1956

80. Engel des Alltags (THE FEMININE TOUCH)
Erlebnisse britischer Schwesternschülerinnen, die während ihrer Hospitalausbildung
die Anforderungen und Verpflichtungen ihres Berufes, die sie mit ihrem Privatleben
in Konflikt bringen, begreifen lernen. Ein Film mit dankenswert humanen Intentio-
nen, der durch allzu starke Idealisierung der Charaktere und Gefühlsbetontheit einen
Teil seiner Wirkung verliert.
Farbig. GB 1956 P Ealing V Rank R Pat Jackson B nach dem Roman «A Lamp is
Heavy» von Sheila MacKay Russel K Paul Beeson M Clifton Parker D George Baker, Belinda Lee, Delphi Lawrence, Adrienne Córri, Henryetta Edwards. 92 Min.
FSK ab 12, f E 1957

81. Frauennot - Frauenglück (IL MOMENTE PIU BENE)
Im Rahmen einer unbedeutenden Handlung wirbt der Film auf deszente und im gan-
zen überzeugende Art für die Methoden der «schmerzlosen Geburt». Semidokumen-
tarischer Spielfilm, bei dessen Realisierung dem Regisseur seine langjährigen Erfah-
rungen als Dokumentarist zugute kamen.
Italien 1956 P Illiria V Union R Luciano Emmer B Sergio Amidei, Luciano Emmer,
Glauco Pellegrini, Ugo Pirro K Luciano Trasatti M Nino Rota D Marcello
Mastroianni, Giovanni Ralli, Marisa Merlini, Ernesto Calindri, Emilio Cigoli. 93
Min. FSK ab 16, fFBW w E 16.8.1957

82. Hilfe, der Doktor kommt! (DOCTOR AT LARGE)
Was im ersten Film der Serie an Witz und Übermut so prächtig gedieh, im zweiten
schon weniger überraschte, wirkt im dritten wie eine Anekdoten-Nachlese. Wieder
spielt Dirk Bogarde den Doktor: Unrühmlich aus dem Hospital geflogen, ist er zuerst Assistenzarzt einer Kassenpraxis, danach Stellvertreter eines Modearztes für
neurotische Damen und schließlich Erretter eines kurzsichtigen, am Badestrand unter
wilde Frauen geratenen Professors. - Die Pointen sind dünner geworden, die Einfälle
spärlich.

Vistavision, Farbig. GB 1956 **PV** Rank **R** Ralph Thomas **B** Nicholas Phipps **K** Ernest Steward **M** Bruce Montgomery **D** Dirk Bogarde, Muiel Pavlow, Donald Sinen, Michael Medwin, James Robertson Justice. 100 Min. **FSK ab 16, nf E** 1957

83. Hölle des Dschungels (JUNGLE HEAT)

Auf einer Hawaii-Insel entlarvt ein amerikanischer Arzt ein japanisches Spionagezentrum. Herkömmliche Abenteuerunterhaltung.
USA 1956 **P** Bel Air **V** United Artists **R** Howard W. Koch **B** Jameson Brewer **K** William Margulies **M** Les Baxter **D** Lex Barker, Marie Blanchard, Glenn Langan, James Westerfield. 75 Min. **FSK ab 12, nf E** 5.7.1963

84. Lügen haben hübsche Beine

Eine junge Ärztin, die im Wintersporturlaub in die Rolle eines Skilehrers geschlüpft ist, verursacht Verwicklungen und Herzensverwirrungen. Schwankhaftes Lustspiel mit magerer Groteskkomik.
Österreich 1956 **P** Sascha/Lux **V** Bavaria **R** Erik Ode **B** Kurt Nachmann, Gunther Philipp, nach einer Idee von Erna Fentsch **K** Günther Anders **M** Hans Lang **D** Adrian Hoven, Doris Kirchner, Gunther Philipp, Oskar Sima, Paul Hörbiger. 97 Min. **FSK ab 12, nf E** 1956

85. Spione am Werk (LES ESPIONS)

In der psychiatrischen Klinik des Dr. Malic beginnt ein Kampf zwischen west/östlichen Geheimdiensten um die Person des Professors Vogel, der die Billigpreisatombombe erfunden hat. Mit dem Strohmann «Alex» gelingt es, die Flucht Vogels zu organisieren. Clouzots Thriller, der nicht mehr die kalte Gradlinigkeit von «Lohn der Angst» oder «Die Teuflischen» besitzt, verwirrt durch seine sich immer wieder überschlagenden Handlungselemente den Zuschauer ziemlich, zumal offensichtlich die deutsche Fassung eine Vereinfachung der Dialoge versucht hat, die mißlungen ist. Eine unnötig komplizierte Inszenierung, bei der die spannende Montage - wie immer bei Clouzot extrem sorgfältig und präzise - zu viele falsche Fährten legt.
Frankreich 1956/57 **P** Filmsonor/Vera/Pretoria **V** Constantin **R** H.G. Clouzot **B** H.G. Clouzot, Jérome Geronimi, nach einem Roman von Egon Hostovsky **K** Christian Matras **M** Georges Auric **D** Curd Jürgens, O.E. Hasse, Vera Cluzot, Martita Hunt, Peter Ustinov. 100 Min. **FSK ab 16, nf E** 19.9.1957

86. Träume in der Schublade (I SOGNI NEL CASSETTO)

Italienische Komödie von Castellani («Zwei Groschen Hoffnung», 1951), der mit leichter Hand und ironischem Grundton die Geschichte einer Studentenliebe erzählt: Mario und Lucia heiraten gegen den Willen ihrer Eltern und meistern mutig alle Geld- und Examensnöte. Aber während Mario als Arzt einer werdenden Mutter zur Seite steht, stirbt Lucia daheim bei der Geburt des eigenen Kindes. Einflüsse des Neorealismus verbinden sich mit satirischen Ansätzen und liebevoller Kleine-Leute-Poesie.
Italien/Frankreich 1956 **P** Rizzoli/Francinex **V** Deutsche Cosmopol **R** Renato Castellani **B** Renato Castellani, A. Chiaramonte **K** Leonida Barboni **M** Roman Vladi **D**

Lea Massari, Enrico Pagani, Cosetta Greco, Lilla Brignone, Sergio Tofane. 101 Min. FSK ab 16, f E 28.8.1958

87. Arzt und Hexenmeister (IL MEDICO E LO STREGONE)

Ein junger Gemeindearzt etabliert sich nach anfänglichen Schwierigkeiten in einem abgelegenen italienischen Bergdorf, wo Aberglaube und Vorurteile wuchern. Prominent besetztes, an Typen- und Milieuschilderungen reiches Lustspiel des Komödienspezialisten Monicelli. Zugleich ein Beispiel für die folkloristisch-humoristische Variante des italienischen Neorealismus.

Italien/Frankreich 1957 P Royal/Francinex V offen R Mario Monicelli B Age, Scarpelli K Luciano Trasatti M Nino Rossi D Vittorio de Sica, Marcello Mastroianni, Marisa Merlini, Gabriella Pallotta, Alberto Scordi. Ca. 105 Min. E 23.7.1971 TV

88. Der Frauenfresser (WOMAN EATER)

Grusel-Kintopp: Ein Arzt füttert eine menschenfressende Pflanze mit Fauen, um ein Elixier für die Erweckung Verstorbener zu gewinnen.

GB 1957 P Fortress V Pallas R Charles Saunders B Brandon Fleming K Ernest Palmer M Edwin Astley D George Coulouris, Vera Day, Marpessa Dawn, Joy Webster. 70 Min. FSK ab 16,nf E 20.11.1959

89. Der Vampir von Notre-Dame (I VAMPIRI)

Primitiv gebastelter Gruselfilm: Eine steinalte Schloßherrin verlangt liebesgierig nach einem Verjüngungselexier, das ein Chirurg aus dem Blut von in Paris ermordeten jungen Frauen herstellt. Verjüngt stellt sie einem Reporter nach, von dessen Vater sie bereits einmal abgewiesen wurde.

Italien 1957 P Athena/Titanus V Prisma R Riccardo Freda B Piero Regnoli K Mario Bava M Roman Vlad D Gianna Maria Ganale, Wandisa Guida, Doris Michaelis, Antoine Balpêtre, Paul Muller. 78 Min. FSK ab 16, nf E 28.11.1958

90. Die blonde Venus (SCREAMING MIMI)

Eine irre Tänzerin entzieht sich der Obhut des Arztes und wird von dunklen Geschehnissen zum Morden getrieben. Wirre Kolportage.

USA 1957 P Columbia V UFH R Gerd Oswald B Robert Blees, nach einem Roman von Frederick Brown K Burnett Guffey M Mischa Bakaleinikoff D Antita Ekberg, Phil Carex, Gypsi Rose Lee, Hary Townes, Linda Cherney. 98 Min. FSK ab 18, nf E 2.12.1960

91. Eva mit den drei Gesichtern (THE THREE FACES OF EVE)

Ein Psychiater kann einer Patientin, die unter doppelter Persönlichkeitsspaltung leidet und drei verschiedene «Leben» führt, dazu verhelfen, ihr wahres Wesen zu finden und ein normales Leben zu beginnen. Allzu simple dramatische Aufbereitung eines Falles von Schizophrenie. Durch eine darstellerische «tour de force» von Joanne Woodward («Oscar») wird der Film trotzdem zur packenden Unterhaltung.

Cinemascope. USA 1957 P 20th Century Fox V Centfox R Nunnally Johnson B Nunnally Johnsons K Stanley Cortez M Robert Emmett Dolan D Joanne Woodward,

David Wayne, Lee J. Cobb, Nancy Kulo, Edwin Jerome. 92 Min. FSK ab 16, f E
8.11.1957

92. Hongkong war ihr Schicksal (THE SEVENTH SIN)
Ein Bakteriologe zwingt seine gelangweilte und ungetreue Ehefrau, ihm in China
während einer Choleraepidemie Hilfe zu leisten. Bei der gemeinsamen Arbeit lernt
sie, den bisher verachteten Partner zu schätzen und zu lieben. In dieser Verfilmung
kommt der psychologische Roman «Der bunte Schleier» von W. Somerset Maugham
zum abenteuerlichen Melodram herunter. (Remake von: THE PAINTED VEIL,
USA 1934, Regie: Richard Boleslawski; mit Greta Garbo, George Brent).
Cinemascope. USA 1957 PV MGM R Ronald Neame B Karl Tunberg, nach dem
Roman «Der bunte Schleier» von Somerset Maugham K Ray June M Miklos Rozsa
D Eleanor Parker, Bill Travers, George Sanders, Jean-Pierre Aumont, Françoise
Rosay. 94 Min. FSK ab 16, f E 1958

93. Immer bei Anbruch der Nacht (THE VAMPIRE)
Ein beliebter Arzt in einer Kleinstadt nimmt Pillen, die ihn Punkt 11 Uhr in ein
greulich anzusehendes Ungeheuer verwandeln; jedesmal bringt er einem Menschen
einen tödlichen Biß bei. In geschickter Steigerung bietet der kleine Film die
gängigen Effekte des Horrorgenres auf, um sein Vampirschauermärchen möglichst
konkurrenzfähig zu machen.
USA 1957 P Gramercy V United Artists R Paul Landres B Pat Fielder K Jack Mac-
kenzie M Gerald Field D John Beal, Coleen, Gray, Kenneth Tobey, Lydia Reed,
Dabbs Greer. 75 Min. FSK ab 16, nf E 20.2.1959

94. Mann im Feuer (WINDOM'S WAY)
Idealistischer Krankenhausarzt auf fernöstlicher britischer Kolonialinsel (mittlerweile
zur Föderation Malaysia gehörig) verstrickt sich in den Konflikt zwischen reispflan-
zenden Dorfbewohnern und profitsüchtigem englischen Grundbesitzer, der sogar
Regierungstruppen anfordert. Die Vermittlungsversuche des Doktors scheitern; vor
lauter Angst schließen sich die Reisbauern der terroristischen
Unabhängigkeitsgruppe an. - Mit einem privaten Eheproblem des Arztes verknüpftes
Politmelodram. Gediegene Unterhaltung.
Farbig. GB 1957 PV Rank R Ronald Neame B Jill Craigie K Christopher Challis M
James Bernard D Peter Finch, Mary Ure, Natasha Parry, John Cairney, Robert Fle-
myng. 109 Min. FSK ab 12, fFBW w E 1958

95. Mit 1000 Volt in den Tod (ESCAPEMENT)
Mittels einer Gehirnwaschmaschine werden neurotische Patienten von einem
verbrecherischen Arzt mißbraucht. Thriller, der die abstruse Phantasie des Dreh-
buchs voll auskostet.
GB 1957 P Merton Park V Panther R Montgomery Tully B Charles Eric Maine K
Bert Mason M Richard Taylor D Rod Cameron, Mary Murphy, Meredith Edwards,
Peter Illing. 74 Min. FSK ab 18, nf E 8.12.1959

96. Skandal in Ischl
Liebes- und Eifersuchtsdramolett von der «Bekehrung» eines eitlen Wiener Modearztes durch seine kluge Frau. Nach der Komödie «Der Meister» von Hermann Bahr. Ironisch angehauchtes, liebevoll kitschig stilisiertes Gesellschaftsbildchen der k.u.k.-Zeit.
Farbig. Österreich 1957 P Vienna V Schorcht R Rolf Thiele B Johanna Sibelius, Eberhard von Kleindorff, nach dem Bühnenstück «Der Meister» von Hermann Bahr K Klaus von Rautenfeld M Bruno Uher D .O.W. Fischer, Elisabeth Müller, Ivan Desny, Nina Sandt, Doris Kirchner. 94 Min. FSK ab 16,f E 1957

97. Wilde Erdbeeren (SMULTRONSTÄLLET)
Ein Tag im Leben eines 78jährigen Medizinprofessors, der auf dem Weg ins schwedische Lund, wo er eine Auszeichnung entgegennehmen soll, seine Vergangenheit wiederentdeckt. Die Stationen der Reise werden in Träumen, Visionen und Erinnerungsbildern zu Stationen einer Lebensbilanz; indem der alte Mann Orten seiner Kindheit und lange vernachlässigten Verwandten begegnet, erkennt er mit zunehmender Klarheit die Ursachen seiner Kälte, Isolation, seelischen Verhärtung und Todesangst. Ingmar Bergmans sensibel gestalteter Film fasziniert durch die virtuose Verschränkung realistischer und surrealer Stilmittel, psychologischem Charakterporträt und philosophischem Diskurs. Herausragend in der Hauptrolle: der große schwedische Theater- und Stummfilmregisseur Victor Sjöström.
Schweden 1957 P AB Svensk V Constantin R+B Ingmar Bergman K Gunnar Fischer M Erik Nordgren D Victor Sjöström, Bibi Andersson, Ingrid Thulin, Gunnar Björnstrand, Julian Kindahl. 92 Min. FSK ab 16, fFBW bw E 21.7.1961

98. Arzt am Scheideweg (THE DOCTOR'S DILEMMA)
Dr. Collenso wird zur Entscheidung gezwungen, welcher von zwei Kranken gerettet werden soll, wenn das Serum nicht für beide reicht: das amoralische Malergenie, das der Welt bedeutende Kunstwerke schenken kann? oder der bürgerlich-brave Durchschnittsmensch, ein armer Arztkollege, der ebenfalls lungenkrank ist? Shaws kritisch-satirisches Bünenstück in einer theaterhaften, die zeitgebundene Einkleidung der Vorlage respektierenden Filmbearbeitung.
Farbig. GB 1958 P Anatole de Grunwald/Anthony Asquith V MGM R Anthony Asquith B Anatole de Grunwald, nach George Bernard Shaw K Robert Krasker M Joseph Kosma D Leslie Caron, Dirk Bogarde, John Robinson, Feliy Aylmer, Alastair Sim. 100 Min. FSK ab 16, fFBW w E 10.9.1959

99. Bevor die Nacht anbricht (HOME BEFORE DARK)
Ehedrama, dessen künstlich verschlungene Problematik ins Gebiet des Psycho-Pathologischen hinüberspielt: Eine junge Frau wird durch Familienintrigen bewußt in die Rolle der Geisteskranken gedrängt und muß sich zu Gesundheit und Selbstbestimmung mühsam durchkämpfen. Bermerkenswert: das feinnervige Spiel von Jean Simmons.
USA 1958 PV Warner R Mervyn Le Roy B Eileen und Robert Bassing K Joseph F. Biroc M Ray Heindorf D Jean Simmons, Dan O'Herlihy, Rhonda Fleming, Efrem Zimbalist, Mabel Albertson. 111 Min. FSK ab 18, f E 13.11.1959

100. Das Dorf am Fluß (DOORP AAN DE RIVIER)
Der erste Spielfilm des holländischen Regisseurs und Schauspielers Fons Rademakers entwirft in locker verbundenen Episoden mit derbem, bisweilen etwas makabren Humor ein lebenspralles Bild des niederländischen Menschen. Als Handlungsfaden dient die Geschichte eines dickköpfigen Dorfarztes. Ein Film von sehenswerter Originalität.
Niederlande 1958 P Nationale Film Productie V Goldeck R Fons Rademakers B Hugo Claus, Fons Rademakers, nach dem Roman von Anton Coolen K Eduard van der Enden M Jurriaan Andrießen D Max Groiset, Mary Dresselhuys, Bernhard Droog, Jan Teulings, Jan Retél. 92 Min. FSK ab 16, fFBW bw E 16.9.1960

101. Der Dämon mit den blutigen Händen (BLOOD OF THE VAMPIRE)
Ein Arzt, der mit Blutübertragungen experimentiert hat, ersteht nach seinem Tod als Vampir wieder auf und treibt sein Unwesen als Leiter eines altertümlichen Irrenhauses, bis ein Kollege von Fleisch und Blut ihn unschädlich machen kann. Massiver, grober Horror, der in der Überdosis langweilt und abstößt, bestenfalls komisch wirkt.
Farbig. GB 1958 P Eros V Constantin R Henry Cass B Jimmy Sangster K Monty Berman M Stanley Black D Donald Wolfit, Vincent Ball, Barbara Shelley, Victor Maddern, William Devlin. 86 Min. FSK ab 18, nf E 9.12.1958

102. Junge Liebe - Große Gefahren (UNG KAERLIGHED)
Dänischer Aufklärungsfilm. Ein anatomischer Lehrgang mit ethischem Appell und zwei erläuternden gegensätzlichen Spielskizzen: Je ein Mädchen hat «Pech gehabt» und läßt a) eine berufsmäßige Abtreibung vornehmen, b) sich von der toleranten Tante zum Austragen des Kindes bewegen. Der Geburtsvorgang wird in Großaufnahme dokumentiert.
Dänemark 1958/60 P A/S Exelsior V Austria R André Rodriguez B Gurdi Barfod, Johannes Kai K Ake Borglund, Ferenz Vass M Börge Friis, Eric Lande D Susanne Bech, Klaus Pagh, Annie Birgit Hansen. Sigrid Horne-Rasmussen, Vera Stricker. 80 Min. FSK ab 16, f E 9.9.1960

103. Mit dem Kopf gegen die Wände (LA TETE CONTRE LES MURS)
Ein geistig gesunder junger Mann wird in eine Irrenanstalt eingeliefert. Der sehr doppelbödig angelegte Film Franjus entwirft neben seiner dokumentarischen Darstellung ein resignierend pessimistisches Bild des menschlichen Daseins. Hohe künstlerische Qualitäten.
Frankreich 1958 P Sirius/A.T.I.C.A./Elpenor V Concordia R Georges Franju B Georges Franju, Jean-Pierre Mocky, nach einem Roman von Hervé Bazin K Eugen Schüfftan M Maurice Jarre D Jean-Pierre Mocky, Pierre Brasseur, Charles Aznavour, Paul Meurisse, Anouk Aimée. 96 Min. FSK ab 16, fFBW 2 E 29.11.1960

104. Nahe dem Leben (NÄRA LIVET)
In verschiedenen Stadien der Schwangerschaft, auf derselben Station eines Krankenhauses, kämpfen drei Frauen mit unterschiedlichen persönlichen Problemen: der

Angst vor einer Fehlgeburt; der Erwartung der überfälligen Entbindung; dem Wunsch nach Abtreibung. Schließlich überzeugen die beiden älteren die 19jährige ledige Arbeiterin, ihr Kind zu akzeptieren und auf eine Abtreibung zu verzichten. Eine realistische Studie - von Ingmar Bergman sensibel und mit vorzüglichen Darstellerinnen in Szene gesetzt.

Schweden 1958 **P** Nordisk Tonefilm/Ermes **V** offen **R** Ingmar Bergman **B** Ingmar Bergman, Ulla Isaksson, nach einer Kurzgeschichte von Ulla Isaksson **K** Max Wilén **D** Ingrid Thulin, Eva Dahlbeck, Bibi Andersson, Barbro Hiort of Ornäs, Erland Josephson. 83 Min. **E** 25.3.1978 SW

105. Sebastian Kneipp - Ein großes Leben

Denkwürdiges aus dem Leben des katholischen Pfarrers und Naturheilkundigen von Wörishofen (1821-1897). Der Film schildert die Erfolge seiner Wasserheilmethoden, seine Anfeindungen durch die Schulmedizin und seine Rehabilitierung durch Papst Leo XIII. Erbauliche Unterhaltung: naiv, betont volkstümlich und in der Hauptrolle gewinnend gespielt.

Farbig. Österreich 1958 **P** Öfa-Schönbrunn **V** NF **R** Wolfgang Liebeneiner **B** Erna Fentsch **K** Walter Partsch **M** Heinz Sandauer **D** Carl Wery, Paul Hörbiger, Gerlinde Locker, Michael Cramer, Ellinor Jensen. 117 Min. **FSK** ab 6, fFBW w **E** 27.11.1958

106. U-Bahn in den Himmel (SUBWAY IN THE SKY)

Amerikanischer Militärarzt, wegen Rauschgiftschiebung gesucht, verbirgt sich in der Wohnung einer Berliner Sängerin. Als der wirkliche Bösewicht auftaucht, schlägt ihn die Knef mit ihrem Schuh tot. Noch ein Krimi.

GB 1958 **P** Sidney Box **V** Rank **R** Muriel Box **B** Jack Andrews, nach einem Bühnenstück von Ian Main **K** Wilkie Cooper **M** Jeff Davis, Johnny Gregory **D** Van Johnson, Hildegard Knef, Albert Lieven, Cec Linder, Katherine Kath. 86 Min. **FSK** ab 16, nf **E** 23.10.1959

107. Das Testament des Dr. Cordelier (LE TESTAMENT DU DOCTEUR CORDELIER)

Jean Renoirs Version der berühmten R. L. Stevenson-Geschichte von «Dr. Jekyll und Mr. Hyde». Jean-Louis Barrault benötigt für die Verwandlung in den sadistischen und spielerisch grausamen Opale, der die dunkle Seite in der Seele des Dr. Cordelier darstellt (und zwar in einer laborprobenreinen Form) nur ein paar Veränderungen im Gang und in der Gestik (an Stelle von maskenbildnerischen und beleuchtungstechnischen Kunststückchen in der berühmten Jekyll/Hyde-Verfilmung von Robert Mamoulian aus dem Jahr 1931). Wenn Opale mit seinem charakteristischen Stöckchen durch die Nacht stolziert, immer auf der Suche nach einem Anlaß zu einer bösen Tat, dann ist das eine der eindrucksvollsten Variationen des Schizophrenie- und Doppelgängermotivs im Kino. Dr. Cordelier verliert wie Dr. Jekyll die Kontrolle über den Verwandlungsprozeß. Er muß sich selbst töten, um dem mörderischen Teiben seines «anderen Ich» ein Ende zu bereiten. - Renoir selbst beschreibt diesen Film als «Experimentalfilm» in Sachen Schauspielerführung. Er drehte geschlossene Szenen immer als Einheit und nahm sie dann gleichzeitig mit drei, vier und bis zu acht Kameras auf. Nicht zuletzt diese Methode dürfte die außerordentliche darstellerische Präsenz Barraults verursachen.

Frankreich 1959 P Compagnie Jean Renoir/Sofirad/Radiodiffusion-Télévision Francaise V Pallas R+B Jean Renoir K Georges Leclerc M Joseph Kosma D Jean-Louis Barrault, Teddy Bilis, Michael Vitold, Dominique Danbon. 92 Min. FSK ab 16, f E 28.4.1961

108. Den Tod überlisten (THE MAN WHO COULD CHEAT DEATH)

Ein Arzt zur Zeit der Jahrhundertwende betreibt in Paris ein Verfahren zur Erhaltung ewiger Jugend. Um nicht zu altern, muß er ein Elixier einnehmen, das ihn zum Massenmörder macht. Kleiner Horrorfilm aus der Werkstadt der Hammer-Produktion.

GB 1959 P Hammer V Paramount R Terence Fisher B Jimmy Sangster K Jack Asher M Richard Bennett D Anton Diffring, Hazel Court, Christopher Lee, Arnold Male, Delphi Lawrence. 83 Min. FSK ab 18, nf E 10.6.1960

109. Der Arzt und die Teufel (THE FLESH AND THE FIENDS)

Leichendiebe beliefern in Edinburgh um 1820 den Dr. Knox, Lehrer für Chirurgie und Anatomie, mit ihrer makabren Ware... Wiederaufnahme des Horrormotivs aus der Stevenson-Verfilmung «Der Leichendieb» (1945).

Dyaliscope. GB 1959 P Triad V Universal R John Gilling B John Gilling, Leon Griffiths K Monty Berman M Stanley Black D Peter Cushing, June Laverick, Donald Pleasence, George Rose, Renée Houston. 84 Min. FSK ab 18, nf E 4.11.1960

110. Der Kopf, der nicht sterben durfte (THE HEAD THAT WOULDN'T DIE)

Ein Arzt hält den abgeschnittenen Kopf seiner verunglückten Geliebten künstlich am Leben und versucht, ihm durch Mord einen neuen Körper zu verschaffen. Schundmischung aus Sex und Ekel.

USA 1959 P Rex Carlton V Austria R Joseph Green B Rex Carlton, Joseph Green K Stephen Hainal M Abe Baker, Tony Restaino D Herb Evers, Virginia Leith, Leslie Daniel, Adele Carmont. 79 Min. FSK ab 18, nf E 25.5.1962

111. Der Zorn des Gerechten (THE LAST ANGRY MAN)

Ein selbstloser Armenarzt im schmutzigen Brooklyn soll für die Fernsehreklame einer Arzneimittelfirma mißbraucht werden. Er läßt sich überreden. Doch zu der Sendung kommt es nicht, Dr. Abelman stirbt. Der formal bescheidene, darstellerisch (Paul Muni) eindringliche Film folgt mit seiner teilweise aggressiven Sozialkritik einem Roman, den der Sohn des jüdischen Arztes (sein richtiger Name: Samuel Greenberg) in Erinnerung an seinen Vater schrieb.

USA 1959 PV Columbia R Daniel Mann B Gerald Green, nach seinem Roman «Dr. med. Abelman» K James Wong Howe M George Duning D Paul Muni, David Wayne, Luther Adler, Betsy Palmr, Billy Dee Williams. 98 Min. FSK ab 12, fFBW w E 4.3.1960

112. 41 Grad Liebe (CARRY ON NURSE)
Die Männerabteilung eines «fidelen» britischen Krankenhauses als Kulisse für eine
lose gebündelte Folge von naiven Situationsgrotesken. Es treten auf: der kußfreudige
Reporter; der General mit Klingeltick; der hochstapelnde Bauarbeiter, der nervöse
Kinderreiche; der ängstliche Boxer; ein peinlich femininer Musiknarr; ein blasierter
Intellektuellen-Trottel - usw. Entweder huschen die Herren kichernd als Nackedeis
durch die Gänge, verkleiden sich als Schwestern, benutzen Toilettenpapier als Luft-
schlangen oder versuchen, nach Sektgenuß, im Operationssaal ihrem Stationskame-
raden einen Fuß zu amputieren.
GB 1959 P Nat Cohen/Stuart Levy V Döring R Gerald Thomas B Normann Hudis
K Reg Wyer M Bruce Montgomery D Shirley Eaton, Wilfrid Hyde White, Terence
Longdon, Charles Hawtrey, Kenneth Connor. 86 Min. FSK ab 16, nf E 27.1.1961

113. Jeder zahlt für seine Schuld (THE BRAMBLE BUSH)
Der Roman eines Arztes, der den Tod eines schwerleidenden Freundes herbeiführt,
sowohl auf dessen Bitten hin wie aus Liebe zu seiner Frau. Oberflächliche Problem-
sicht in gefühlvoll-unredlicher Darstellung, bedenklich gefördert durch die sympathische Leistung Richard Burtons (Arzt).
Farbig. USA 1959 P United States V Warner R Daniel Petrie B Milton Sperling,
Philip Yordan, nach einer Erzählung von Charles Mergendahl K Lucien Ballard M
Leonhard Rosenman D Richard Burton, Barbara Rush, Tom Drake, Angie Dickin-
son, Jack Carson. 105 Min. FSK ab 18, f E 8.11.1960

114. Meine Tochter Patricia
Österreichische Kleinstadtkomödie. Einem Apotheker schneit plötzlich eine erwach-
sene Tochter samt Freundin und Verehrer ins Haus. Die Unannehmlichkeiten, die er
fortan zu bestehen hat, bewegen sich - ziemlich hilflos und nicht immer delikat -
dem üblichen Happy-End entgegen. Mit Erstaunen sieht man Martin Held in solcher
Umgebung. Einzig die beiden vergnügten jungen Mädchen wirken echt und erfreu-
lich.
Österreich 1959 P Öfa/Schönbrunn V NF R Wolfgang Liebeneiner B H.F. Köllner
D Martin Held, Gerline Locker, Chariklia Baxevanos, Gerhard Riedmann, Hans
Thimig. 93 Min. FSK ab 16, nf E 22.5.1959

115. Nach gewissen Nächten (SECRET PROFESSIONNEL)
Ein kinderloses Arztehepaar in Paris leitet vier junge Patientinnen an, sich auf die
Geburt ihrer Kinder zu freuen, auch wenn sie ungewollt sind. Die gute Absicht des
Films (halb Komödie, halb Melodram, dazu eine Kaiserschnittdokumentation) will in
Ermangelung eines überzeugenden Stils nicht recht funktionieren.
Frankreich 1959 P Ardennes/Maine/Général V DFG R Raoul André B Raymond
Caillava K Walter Wottitz M Henry Bourtayre D Raymond Pellegrin, Dawn Ad-
dams, Françoise Spira, Simone Berthier, Natalie Nerval. 85 Min. FSK ab 18, f E
10.6.1960

116. Nachtzug (POCIAG)
Ein Arzt, dem die operative Rettung einer Selbstmörderin mißlang, und eine Frau, die einer erloschenen Liebe zu entfliehen versucht, teilen durch Zufall ein Schlafwagenabteil. Eine psychologische Verhaltensstudie - mit pessimistischen Nebenlichtern vorzüglich ins Bild gesetzt.
Polen 1959 P Filmowych «Kadr» V Neue Filmkunst R Jerzy Kawalerowicz B Jerzy Lutowski, Jerzy Kawalerowicz K Jan Laskowski M Andrzej Trzaskowski D Lucyna Winnicka, Leon Niemczyk, Teresa Szmigielowna, Zbigniew Cybulski. 97 Min. FSK ab 12, fFBW w E 14.9.1962

Nachwort

Die vorliegenden Beiträge sind die ausgearbeiteten Fassungen von Vorträgen, die im Rahmen des Seminars "Medizin im Spielfilm der fünfziger Jahre" im SS 1993 an der Medizinischen Hochschule Hannover gehalten wurden. Mein Dank für die Erstellung des Typoskripts gilt Frau Hannelore Grages und Frau Barbara Hartmann. Zu danken ist auch dem Deutschen Filmarchiv Frankfurt am Main, dessen reiche Sammlung mit Gewinn benutzt wurde.

Hannover, 11.9.1993   Udo Benzenhöfer

Reihe Medienwissenschaft

Hauser, Johannes
Neuaufbau der westdeutschen Filmwirtschaft 1945-1955 und der Einfluß der US-amerikanischen Filmpolitik
Vom reichseigenen Filmmonopolkonzern (UFI) zur privatwirtschaftlichen Konkurrenzwirtschaft
Band 1, 1989, 780 S., ISBN 3-89085-043-X, 84,– DM

Reimers, Wolfgang
Sozialkritik in der Rockmusik am Beispiel Frank Zappa
Band 2, 1985, 184 + X S., ISBN 3-89085-044-8, 18,– DM

Reiter, Hans-Peter
Die Struktur des britischen Rundfunks
Folgerungen für die Medienlandschaft der Bundesrepublik Deutschland
Band 3, 1986, 446 + XIV S., ISBN 3-89085-094-4, 48,– DM

Rieseberg, Angela/Martin-Newe, Ursula
Macho-, Monster-, Medienfreizeit
TV- und Videokonsum Jugendlicher
Band 4, 1988, 132 S., zahlr. s/w-Abb., ISBN 3-89085-288-2, 28,– DM

Zielke, Achim
Beispiellos ist beispielhaft
Überlegungen zur Analyse und zur Kreation des kommunikativen Codes von Werbebotschaften in Zeitungs- und Zeitschriftenanzeigen
Band 5, 1991, 220 S., ISBN 3-89085-520-2, 39,– DM

Eckert, Roland/Vogelgesang, Waldemar/Wetzstein, Thomas A./Winter, Rainer
Grauen und Lust
Die Inszenierung der Affekte
Band 6, 1991, 190 S., ISBN 3-89085-530-X, 29,80 DM

Wrobel, Christian
Medien, Politik und Öffentlichkeit im Land Südbaden
Ein Beitrag zur Nachkriegsgeschichte in Südwestdeutschland 1945 – 1951
Band 7, 1992, 212 S., ISBN 3-89085-630-6, 49,80 DM

Centaurus-Verlagsgesellschaft • Pfaffenweiler

Weitere Titel zum Thema:

Vogelsang, Konrad
Filmmusik im Dritten Reich
Eine Dokumentation
Reihe Musikwissenschaft, Band 4, 2., überarbeitete und erweiterte Auflage, 1993, 203 S.,
ISBN 3-89085-800-7, ca. 54,– DM

Traudisch, Dora
Mutterschaft mit Zuckerguß?
Antinatalismus in nationalsozialistischen Spielfilmen
Frauen in Geschichte und Gesellschaft, Band 23, 1992, 207 S., 16 s/w-Abb.,
ISBN 3-89085-425-7, 38,– DM

Lüken-Isberner, Folckert
Der städtebaulich bedeutsame Lehr- und Informationsfilm 1946 – 1960
Der Wiederaufbau im Spiegel der realisierten und intendierten Verwendung eines
Mediums
1989, 564 + XII S., zahlr. s/w-Abb., ISBN 3-89085-333-1, 84,– DM

Centaurus-Verlagsgesellschaft • Pfaffenweiler

Printed in the United States
By Bookmasters